すぐにカラダの変化を実感！
伸ばす・流れる・蘇る

からだ巡りヨガ大全

鍼灸師・ヨガ指導者
高村マサ

日経BP

はじめに

みなさんのなかには「東洋医学」と聞くと、“摩《ま》訶《か》不《ふ》思《し》議《ぎ》な民間療法”というイメージを持つ人がいるかもしれません。けれど鍼灸や漢方などの伝統医療は、WHOでも公式に認められた、れっきとした治療法です。近年では、全身をつなぐ筋膜のラインが鍼灸治療の基本である「経絡（P14参照）」の走行と酷似していることが明らかになるなど、その効果は経験的にも、また科学的にも次々と証明されてきています。

僕自身、ラグビーに明け暮れた高校・大学時代にその治癒効果を目の当たりにして、この道を志したひとりです。そんななかでヨガと出合い、練習を重ねるにつれて、体にエネルギーが満ち、循環する自然の摂理を体感として得てきました。

やがて鍼灸の治療にもヨガを組み合わせることで治癒効果が高まると気づき、経絡ヨガやツボ押しヨガなどのポーズを考案。症状名がつかなかったモヤモヤした不定愁訴が改善するなど、多くの患者さんから喜びの声をいただいています。

東洋医学の基本は、病気になる前段階の「未病」を防ぐことにあります。どうぞみなさんも、滞りを改善する本書のヨガで、巡りのいい体と心の快適さを実感してみてください。

鍼灸師・ヨガ指導者
高村マサ

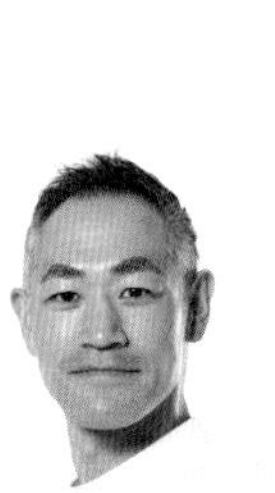

contents

からだ巡りヨガ大全

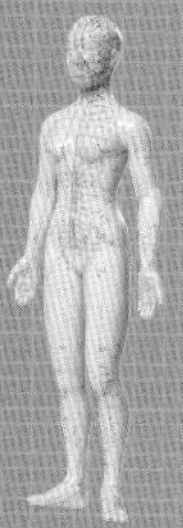

からだの巡りを感じてみよう

東洋医学の基礎知識

Part1 オフィスでツボ押しヨガ

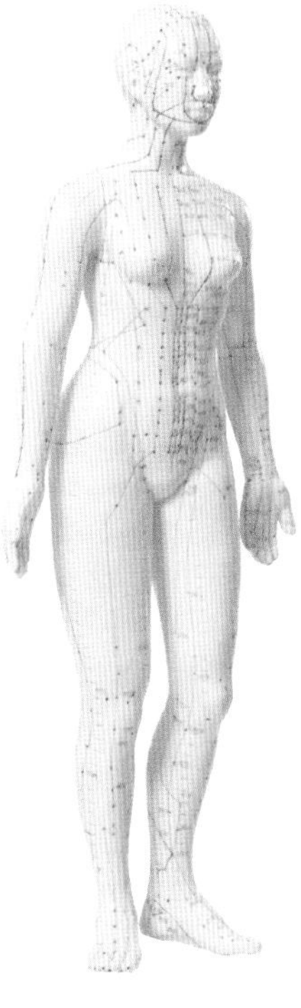

参考文献

『経絡テスト』向野義人、Gerald Kölblinger、陳 勇（著） 医歯薬出版
『図解 M-Test』向野義人（監修）医歯薬出版
『経穴マップ イラストで学ぶ十四経穴・奇穴・耳穴・頭鍼』森 和（監修）医歯薬出版
『図解 東洋医学 人体の経穴［ツボ］と経絡』守口龍三 （著）ナツメ社
『最新カラー図解 東洋医学 基本としくみ』仙頭正四郎（監修）西東社
『徹底図解 東洋医学のしくみ―気・血・津液から鍼灸、漢方治療まで』
兵頭 明（監修）新星出版社

衣装協力

suria／インターテック☎050-3821-2940（14〜15、40〜129ページ）
Julier Yoga and Relax／BIGI☎03-6690-2925（6〜11ページ）

手首のツボを押しながら

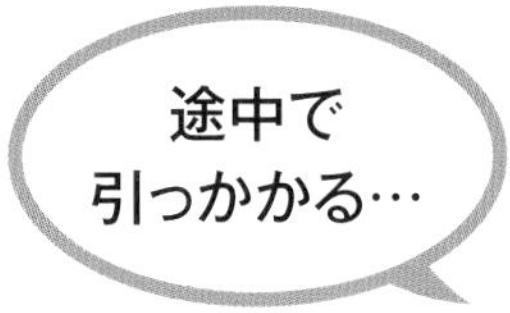

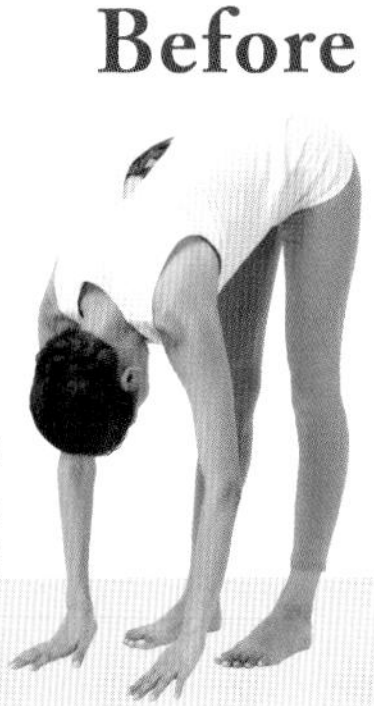

まずは普段通りに前屈を。その後、ツボを親指で押さえながら腕ごとぐぐっと伸ばして、前屈の深さを比べてみましょう!

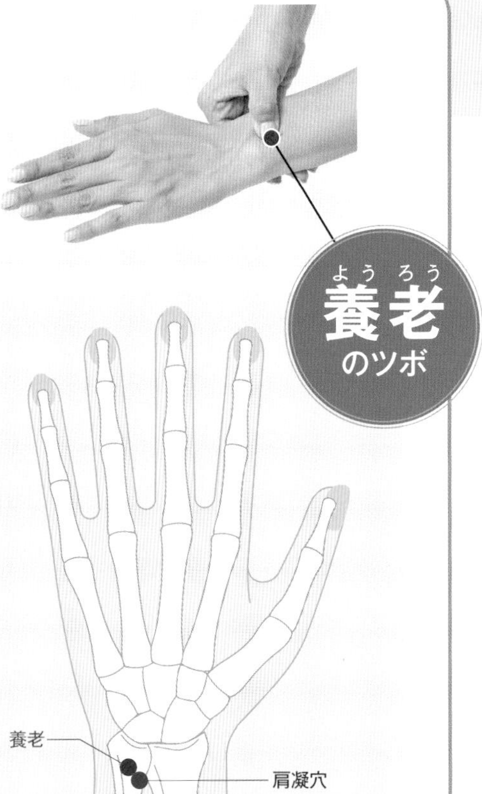

手首の小指側にある骨の出っ張りから、やや薬指寄りにあるくぼみが「養老」。さらにこのすぐ脇で、手のひらを外に回転させるとくぼむ部分には、台湾の鍼灸治療に用いられる「肩凝穴《けんぎょうけつ》」という特効ツボも。関節の柔軟性を高める効果があるとされています。

前屈すると…?

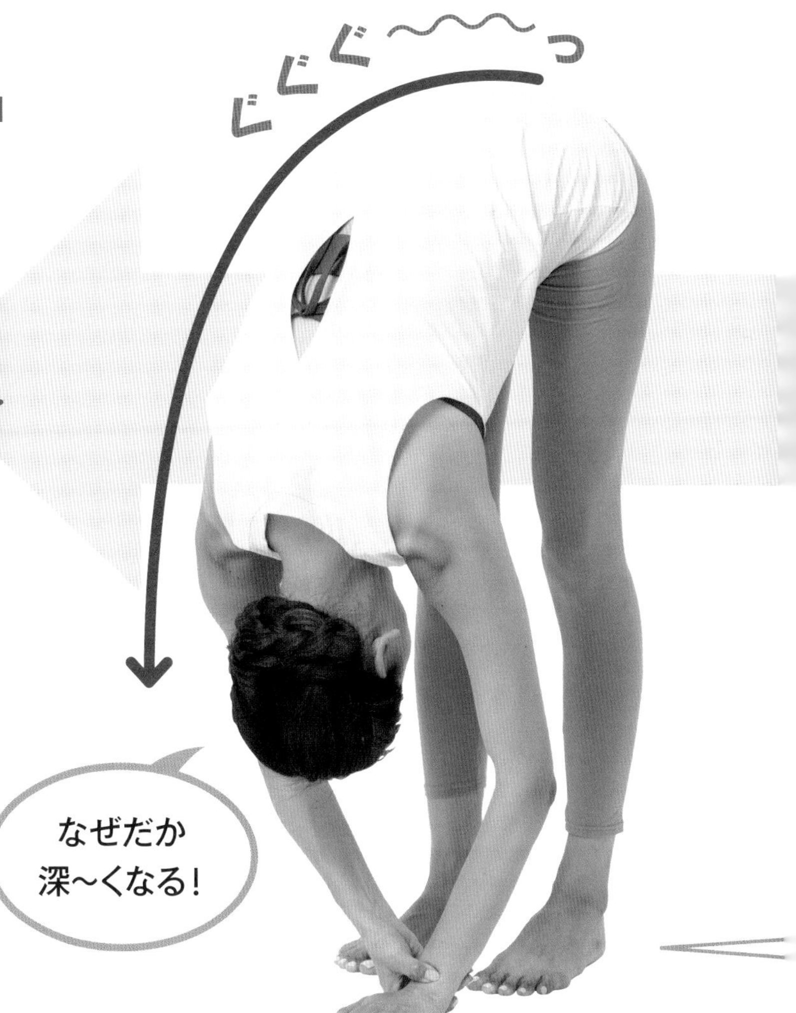
ぐぐぐ〜〜〜っ
なぜだか
深〜くなる!

それは経絡《けいらく》の詰まりがとれたおかげです!

東洋医学では体を巡る“気”が出入りするツボを押すことで、流れを良くするのが施術の基本。「養老」は首につながる経絡・小《しょう》腸経《ちょうけい》(P75)を通るツボで、周辺の気の滞りを改善し、頭を前に倒す動きや、前屈ポーズ全般の柔軟性が高まると考えられます。

側頭部をマッサージしながら

Before

いまいち
曲げづらい…

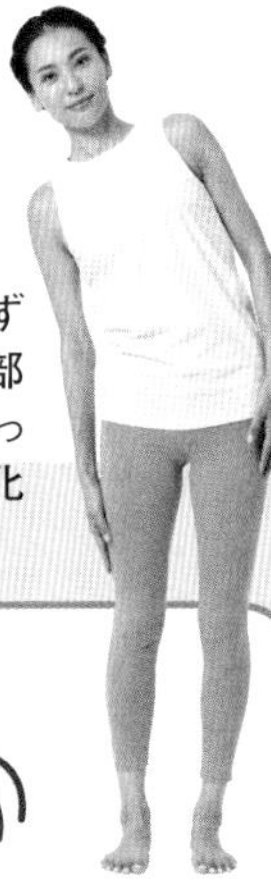

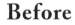

直立の姿勢で体を横に倒し、まずは硬さをチェック。その後、側頭部を指でマッサージしながら息を吸って10回くらい横に倒し、その変化を感じてみましょう。

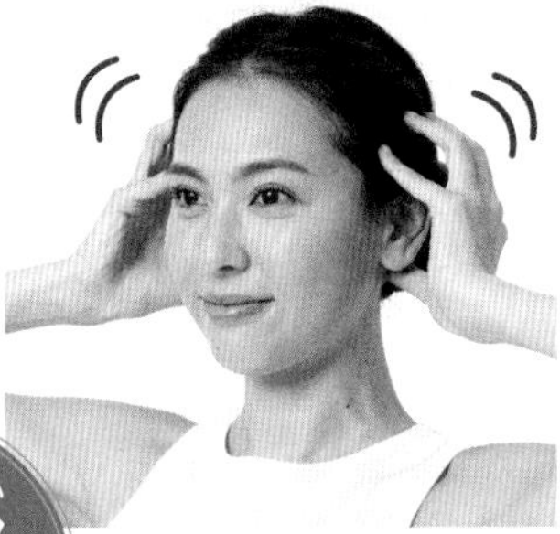

胆経《たんけい》の流れ

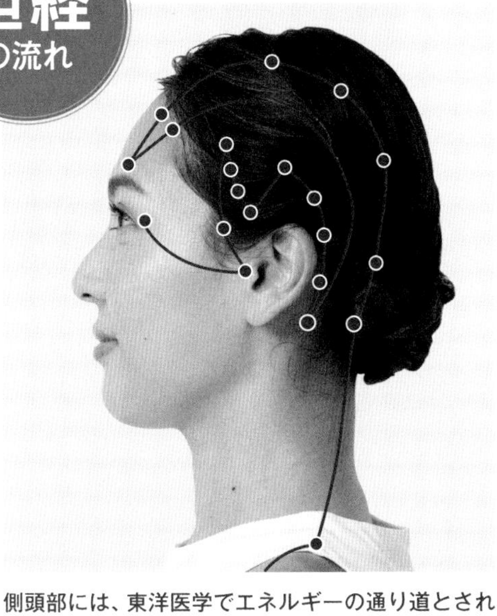

側頭部には、東洋医学でエネルギーの通り道とされる経絡のひとつ「胆経」（P115）がジグザグに流れ、多くのツボが集まります。解剖学的に見ると、食いしばりなどで多くの人が硬直させやすい「側頭筋《そくとうきん》」という筋肉が重なる部分でもあります。

側屈《そっくつ》すると…？

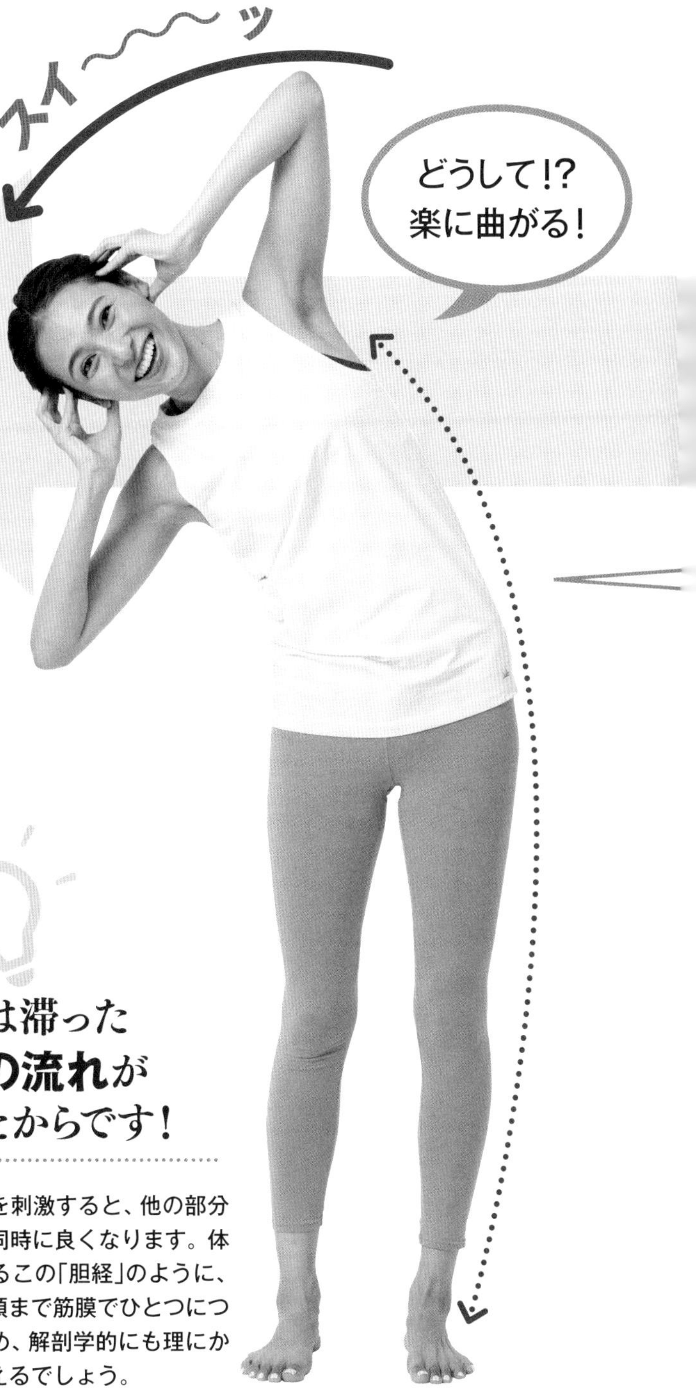
スイ〜〜〜ッ
どうして!? 楽に曲がる!

それは滞った経絡《けいらく》の流れが改善したからです！

経絡はその一部を刺激すると、他の部分の“気”の流れも同時に良くなります。体の側面全体を通るこの「胆経」のように、全身は足先から頭まで筋膜でひとつにつながっているため、解剖学的にも理にかなっているといえるでしょう。

の動きを比較！

頭頂部の百会《ひゃくえ》を押して首を横に振ると…？

Before

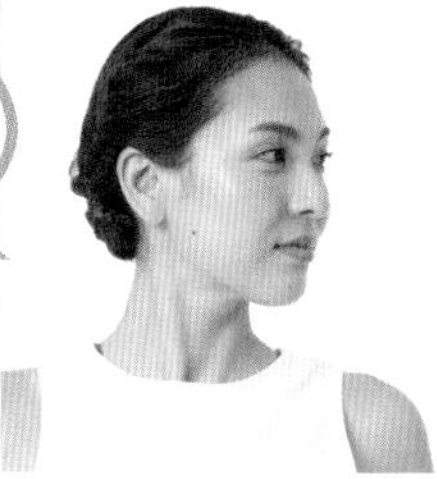

こんなものかな？

まるで引っかかりがとれたみたい！

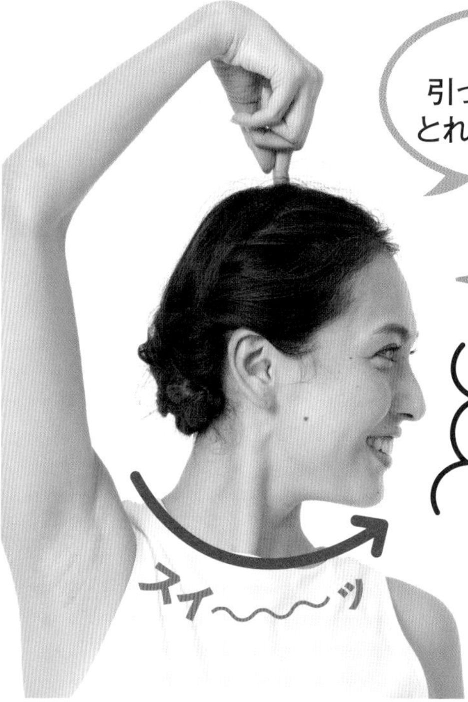

百会《ひゃくえ》のツボはココ！

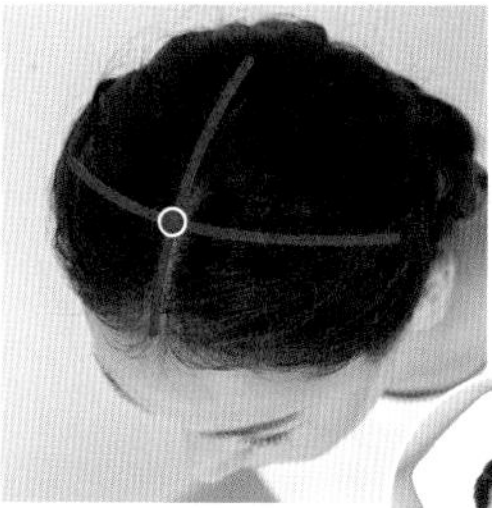

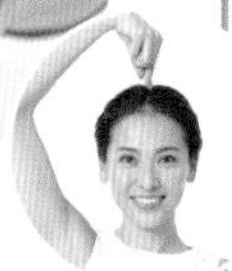

顔の中心線と、両耳の先端を結んだ線が交わるところ。頭のてっぺんで、体の中心を通る経絡「督脈《とくみゃく》」(P54)にある。人さし指の先でぐーっと強めに押して。

万能ツボとして有名な「百会」。東洋医学でいう“気”の流れを良くする効果に優れ、脳や脊髄、自律神経系ともかかわりが深いとされます。ここを押すことで体の軸が整い、背骨の動きが良くなるスイッチのような役割も！

ツボ押しで関節

耳の前の
聴宮《ちょうきゅう》を押して
口を大きく開くと…?

あごの関節が
硬いみたい?

Before

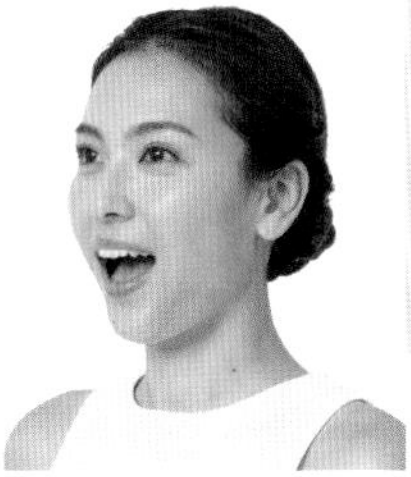

大きく
楽に開いて
驚き～!

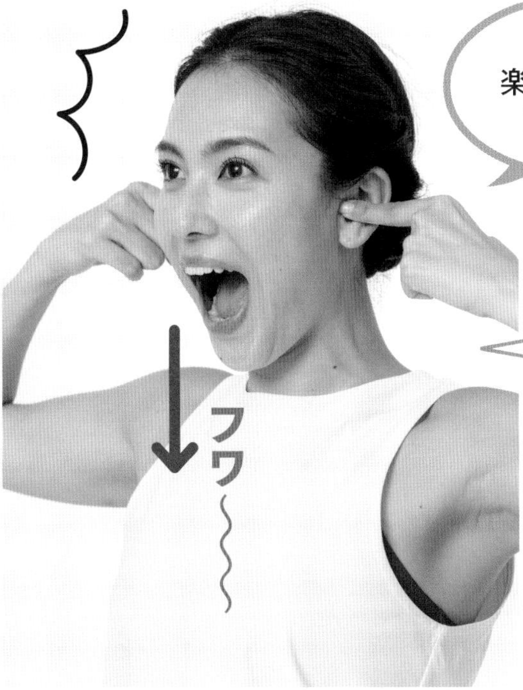

聴宮《ちょうきゅう》の
ツボはココ!

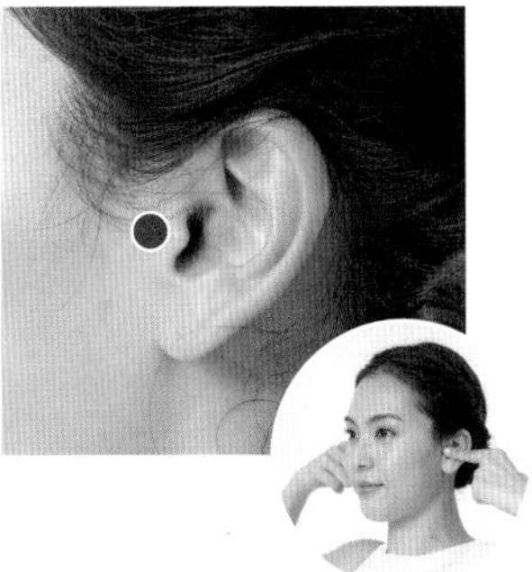

口を軽く開けたとき、あごの関節と、耳の前にある出っ張りの間にできるくぼみ。耳鳴りや聴力回復の特効ツボでもある。指先を垂直に立てて押そう。

ツボの多くは、筋肉や関節、神経などがある体の重要な部分に集まります。なかでも顎関節にあるツボが「聴宮」。押しながら口の開閉を1日15回、毎日続けることで左右のバランスが整い、顔のゆがみやたるみの改善も期待できます。

東洋医学の基礎知識 ①

五臓六腑《ごぞうろっぷ》がバランスよく働くことで気血水《きけつすい》が巡る

東洋医学では、人間は自然の一部であり、人間の体と自然には、広く宇宙に共通する法則が存在していると捉えます。例えば、水は上から下に流れ、熱い空気は上へ、冷たい空気は下へたまるように、肉体や精神においても、こうした自然の原理が当てはまると考えられています。

なかでも自然界を構成する要素を「五行《ごぎょう》」と呼び、木《もく》・火《か》・土《ど》・金《ごん》・水《すい》の5つに分類。そしてこれらは互いに関連し、バランスを保ちながら成り立っていると考えるのです。

また、五行においては〝生み育てる〟という関係を「相生《そうせい》」と呼び、五行が循環することで、次の要素を強める働きがあります。一方、これと反対に働く力が「相克《そうこく》」といわれるもの。五行で対立する要素を、抑制するという関係にあります。

こうした五行の概念は人体の機能にも共通し、それぞれ肝《かん》・心《しん》・脾《ひ》・肺《はい》・腎《じん》の「五臓《ごぞう》」に該当。さらに五臓と、心を包む心包《しんぽう》を加えたものは、胆《たん》・小腸《しょうちょう》・胃《い》・大腸《だいちょう》・膀胱《ぼうこう》・三焦《さんしょう》の「六《ろっ》腑《ぷ》」に対応し、これらは互いに連携しながら働きます。ただし、この「五臓六腑」は、西洋医学でいうところの単なる臓器に限定されるのではなく、広く臓器の働きと、そこから

五行と五臓のつながり

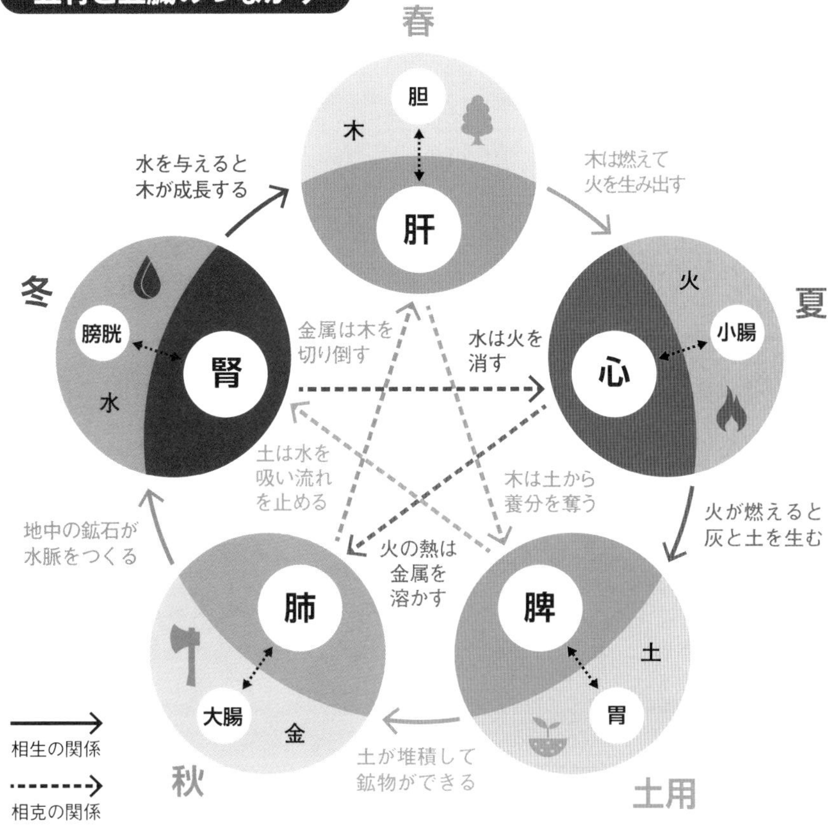
春
胆
木
肝
夏
火
小腸
心
土用
土
脾
胃
秋
金
肺
大腸
冬
膀胱
腎
水
水を与えると
木が成長する
木は燃えて
火を生み出す
火が燃えると
灰と土を生む
土が堆積して
鉱物ができる
地中の鉱石が
水脈をつくる
金属は木を
切り倒す
水は火を
消す
木は土から
養分を奪う
火の熱は
金属を
溶かす
土は水を
吸い流れ
を止める
相生の関係
相克の関係

体だけでなく心にも影響する、さまざまな現象を表すのが特徴です。

さらに東洋医学において、体の仕組みや、不調や病気の成り立ちを考えるうえで必須の概念が「気《き》・血《けつ》・水《すい》（津液《しんえき》）」という3つの要素。「気」は体を循環する生命活動のエネルギーで、「血」は組織に栄養を供給する作用、「水（津液）」は体内を潤す水分を指し、これらがスムーズに巡ってこそ、健康が保たれると考えます。

そして、この働きをつかさどり、コントロールしているのが五臓六腑それぞれの働き。人間の体をひとつの統一体と考え、巡りを改善してバランスを整えることが重要な理由が、この点からもわかるでしょう。

と主要な経穴

東洋医学の基礎知識②

経《けい》絡《らく》をスムーズに巡らせて流れを整える経《けい》穴《けつ》（＝ツボ）

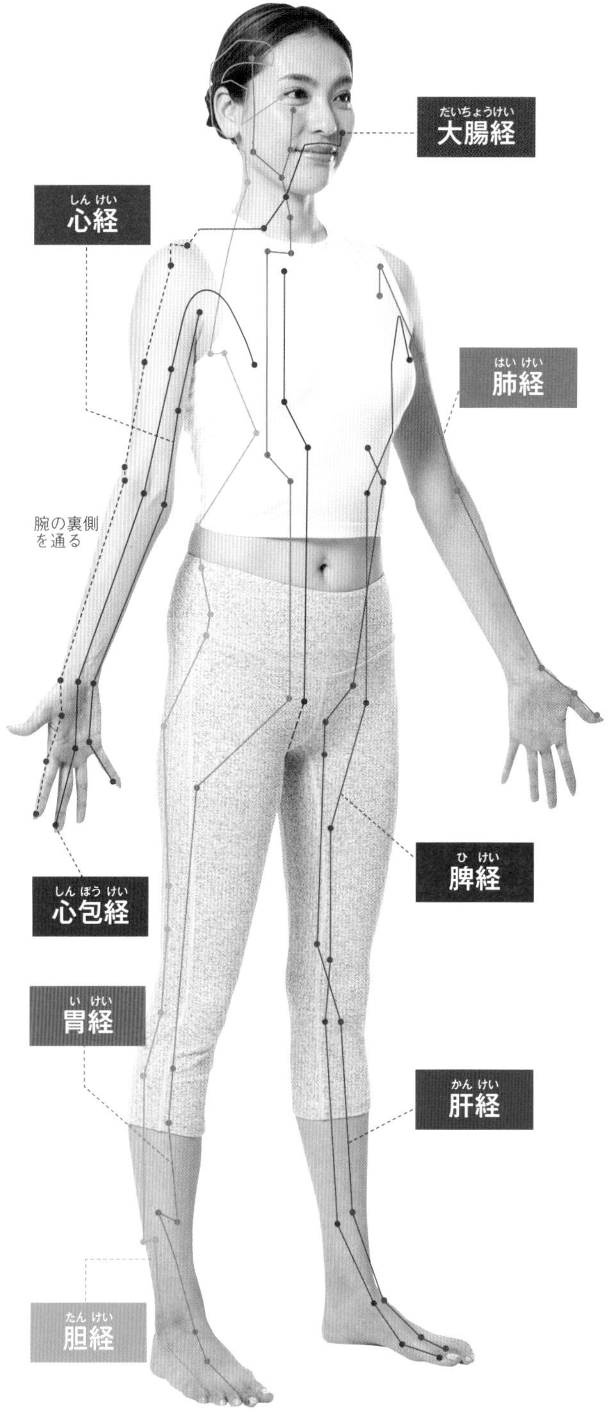

全身を流れる12経絡

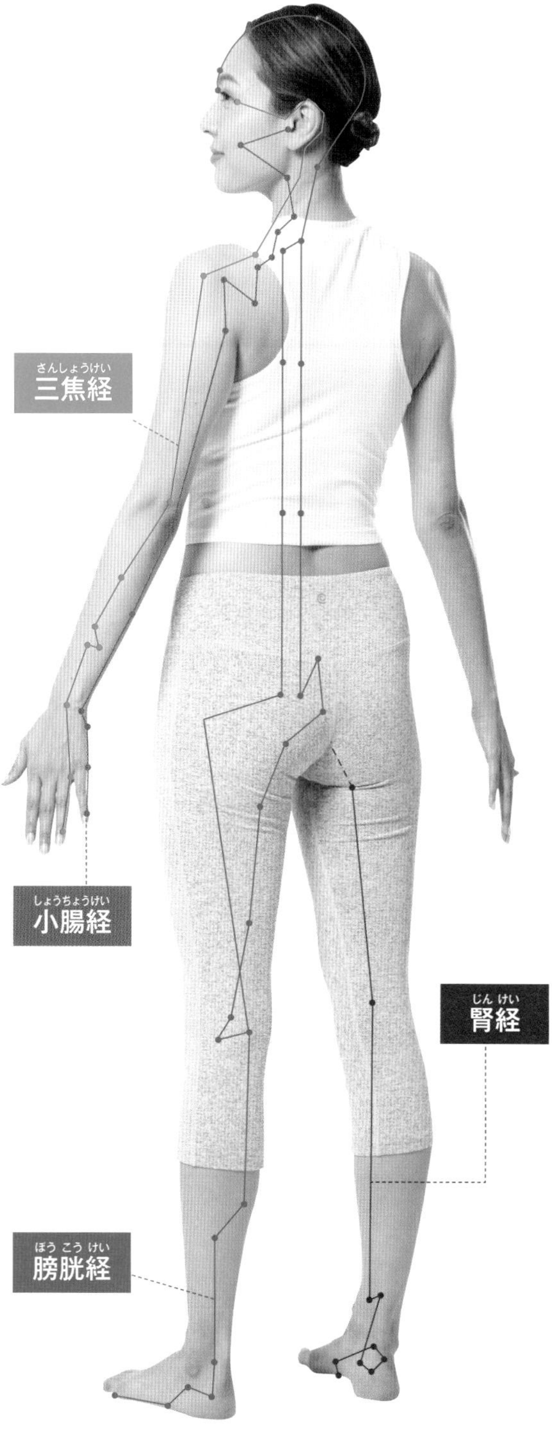

東洋医学では、〝気《き》〟や〝血《けつ》〟が巡るルートを「経絡《けいらく》」と呼び、これらが体を縦横に巡って全身の機能を調節していると考えます。経絡にはさまざまな種類がありますが、特に重要とされるのが五臓六腑《ごぞうろっぷ》と体表部をつなぐ12の経絡。そしてこれらの臓腑に不調があると、経絡は詰まり、滞りとなって体に表れるのです。

東洋医学の施術では、経絡のこうした特性を診断や治療に用いるのが基本です。なかでも要となるのが、経絡上にあって気の出入り口となる経穴（ツボ）。ここを刺激することで気血のスムーズな巡りを促し、不調の改善を目指すものです。本書のヨガを行う際も、ぜひ経絡の流れやツボの働きを意識してみてください。

東洋医学の基礎知識③

東洋医学の自然感＝陰陽論と経絡《けいらく》の流れにおける関係

古代中国の自然観における基本的な概念が「陰陽論」。明と暗、動と静、温と冷、上昇と下降など、あらゆるものが「陰」「陽」で対立する2つの性質に分かれ、それぞれが絶えず移り変わって、バランスを取りながら万物が成り立つという考えです。

そしてこの理論は東洋医学の体質診断や治療においても重視され、どちらかが強すぎても、弱すぎても心身の不調として表れるといわれます。

体は本来、季節や時間の移り変わりとともに、陰と陽を調整しながら働くもの。けれど、こうした機能が乱れて不調を感じたときこそ、東洋医学の出番です。そのために自分でできる手軽な方法が、ツボや経絡を刺激すること。滞りを改善してバランスを整え、病気の手前にある「未病」の状態を改善していきましょう。

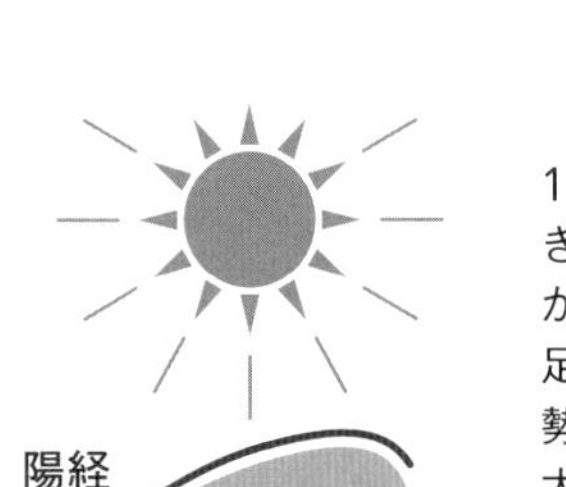

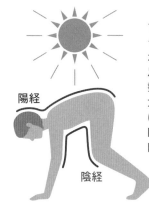

12種類の経絡は、大きく陰経と陽経に分かれます。両手・両足を地面につけた姿勢になったときに、太陽が当たる背中側にあるのが陽経。日陰となるお腹側が、陰経と区別されます。

手と足で方向が異なる「陰経」と「陽経」の流れ

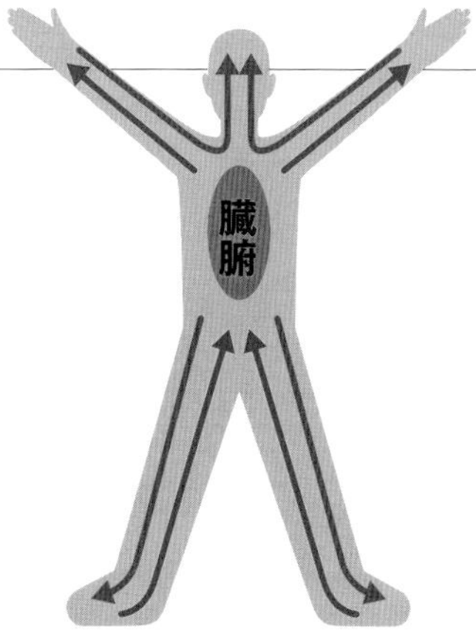

陰経・陽経が走行する向きは、手と足で異なります。両手を上げて見たとき、手の陽経は手先から頭側へ、足の陽経は頭側から足先へと下に向かいます。反対に手の陰経は体幹側から手先に流れ、足の陰経は、足先から始まって上へと流れます。経絡のラインとともに、併せて意識してみるといいでしょう。

12経絡の陰陽とその流れ

12経絡においては「五臓」(心包を含めると六臓)は陰、
「六腑」は陽に属し、それぞれが対になって働きます。
また、12経絡の流れにはそれぞれ方向性があり、末端で他の経絡へと
順につながって最後は再び元に戻り、一続きの輪のように循環します。

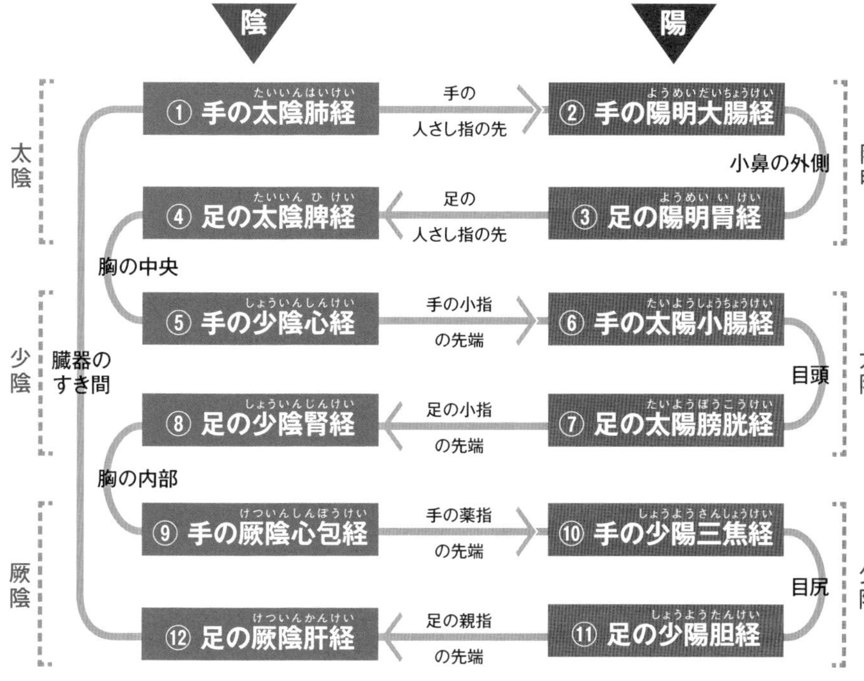

Part1

オフィスでツボ押しヨガ

東洋医学×ヨガの効果を、まずは座ってできる簡単ポーズで実感！
ここでは体を流れる「経《けい》絡《らく》」でも特にエネルギーが集中するとされる特効ツボを使うことで、さらなる巡り改善効果を狙っています。
仕事中の凝りや疲れ、モヤモヤ不調を感じたときにもその場で実行すれば、単なるストレッチとは異なる、すっきりした爽快感を得られるはず。

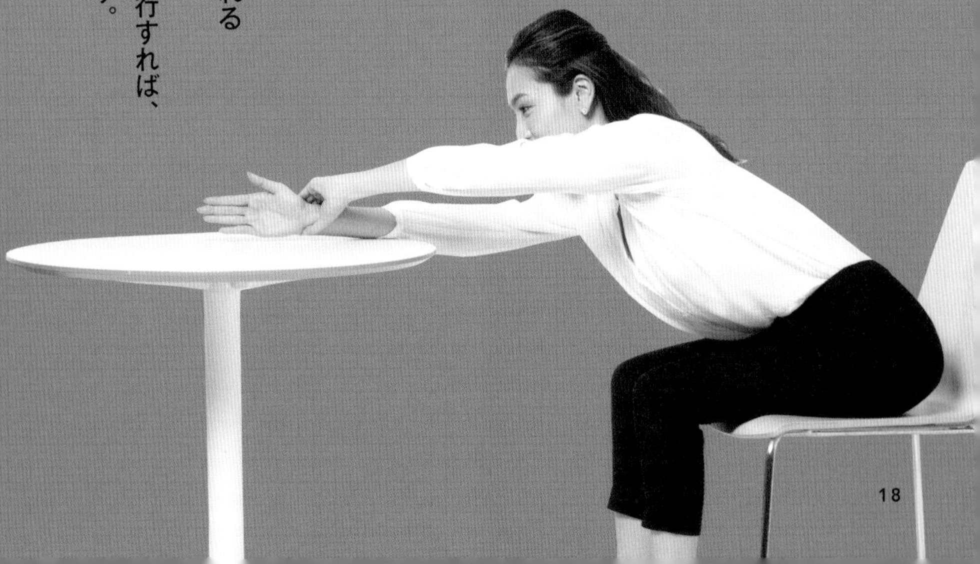

まずは
Check!

いますぐ必要なポーズがわかる！

お悩み・不調別 INDEX

原《げん》穴《けつ》とは？

手の経絡《けいらく》と原穴

陰経	手の太陰肺経《たいいんはいけい》	太淵《たいえん》
陰経	手の厥陰心包経《けついんしんぽうけい》	大陵《だいりょう》
陰経	手の少陰心経《しょういんしんけい》	神門《しんもん》
陽経	手の陽明大腸経《ようめいだいちょうけい》	合谷《ごうこく》
陽経	手の少陽三焦経《しょうようさんしょうけい》	陽池《ようち》
陽経	手の太陽小腸経《たいようしょうちょうけい》	腕骨《わんこつ》

東洋医学の治療に用いるツボ（＝経《けい》穴《けつ》）は、臓《ぞう》腑《ふ》と体表をつなぐ経絡上で“気”や“血《けつ》”のエネルギーが集まる部分。経絡に滞りがあると、その反応がツボに表れたり、反対にそこへ刺激を与えることで、経絡の巡りを良くして不調の改善も期待できます。ツボにはさまざまな種類がありますが、なかでも「原穴」は生命活動の基本となる「原気（＝元気）」が集まる特効ツボ。ツボの位置は、押すとズーンと響いたり、痛気持ちいい部分でもあります。ぜひ効果を実感してみましょう！

手の甲側

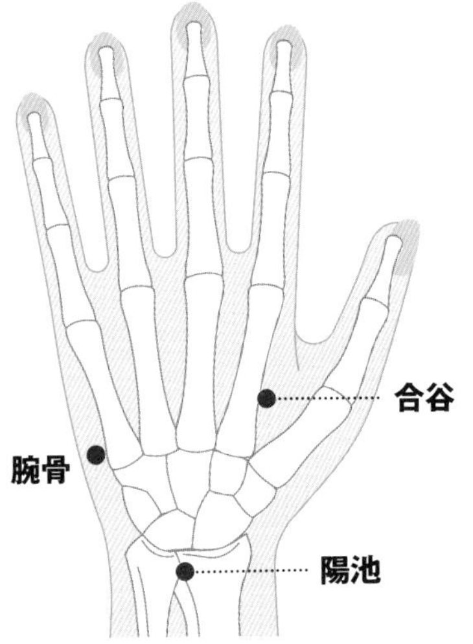

手のひら側

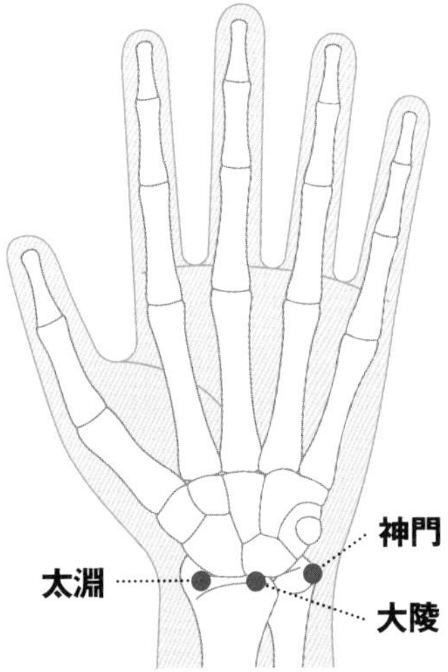

＼＼ヨガの効果がさらにアップ！／／

12経絡の特効ツボ

足の経絡《けいらく》と原穴

陰経	足の太陰脾経《たいいんひけい》	太白《たいはく》
	足の厥陰肝経《けついんかんけい》	太衝《たいしょう》
	足の少陰腎経《しょういんじんけい》	太谿《たいけい》
陽経	足の陽明胃経《ようめいいけい》	衝陽《しょうよう》
	足の少陽胆経《しょうようたんけい》	丘墟《きゅうきょ》
	足の太陽膀胱経《たいようぼうこうけい》	京骨《けいこつ》

足の背側

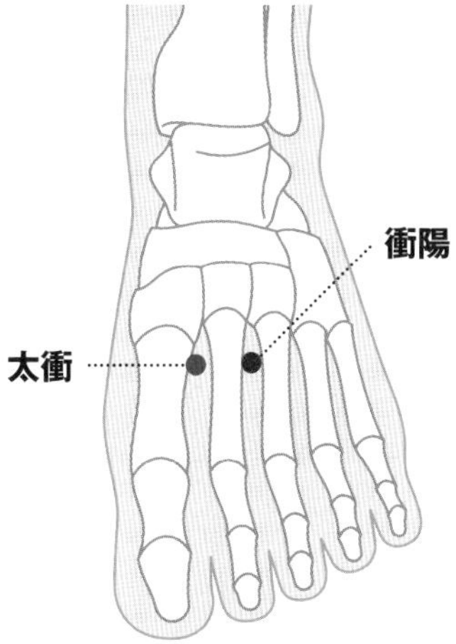

足の外側

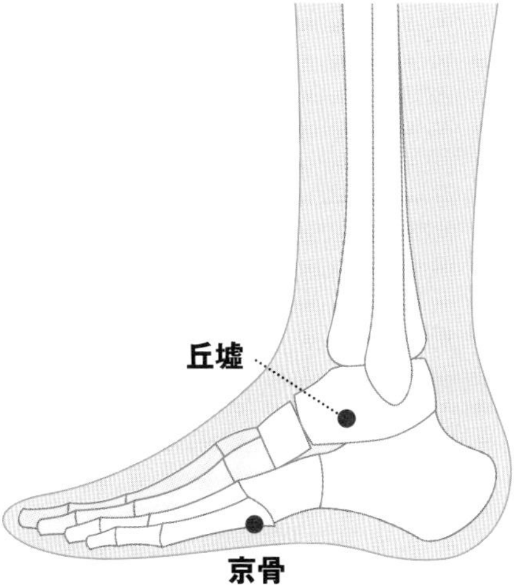

足の内側

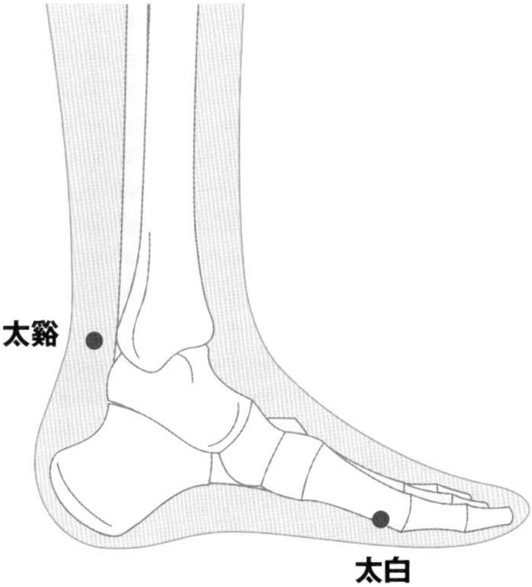

特効ツボ　太淵《たいえん》

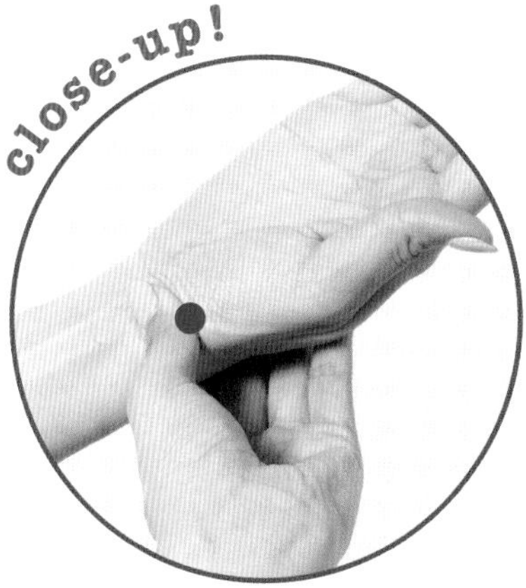

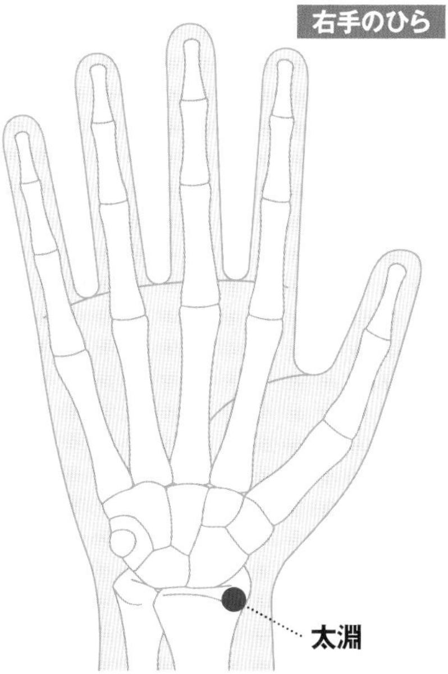

手首の親指側で、内側の横シワにある骨と骨の間にあるくぼみ。後ろ手にして、もう一方の手の親指で触れたときに脈を感じるところにある。

＼＼こんな悩み・不調の人に！／／

せき　アレルギー性鼻炎

太淵《たいえん》のツボがある「肺経」がつかさどるのは、呼吸と水の動き。ここが滞ると、呼吸器や鼻の不調、またアレルギー症状が起きやすくなると考えられています。「太」は大きい、「淵」は深く広いという意味の通り、肺の“気”が集中するこの特効ツボを刺激しながらストレッチして、その爽快感を味わいましょう。

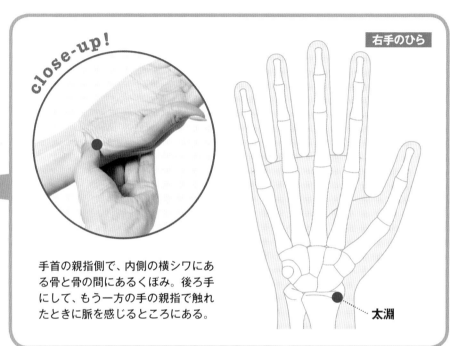

肺経《はいけい》の原穴《げんけつ》

（⇒肺経の解説はP67）

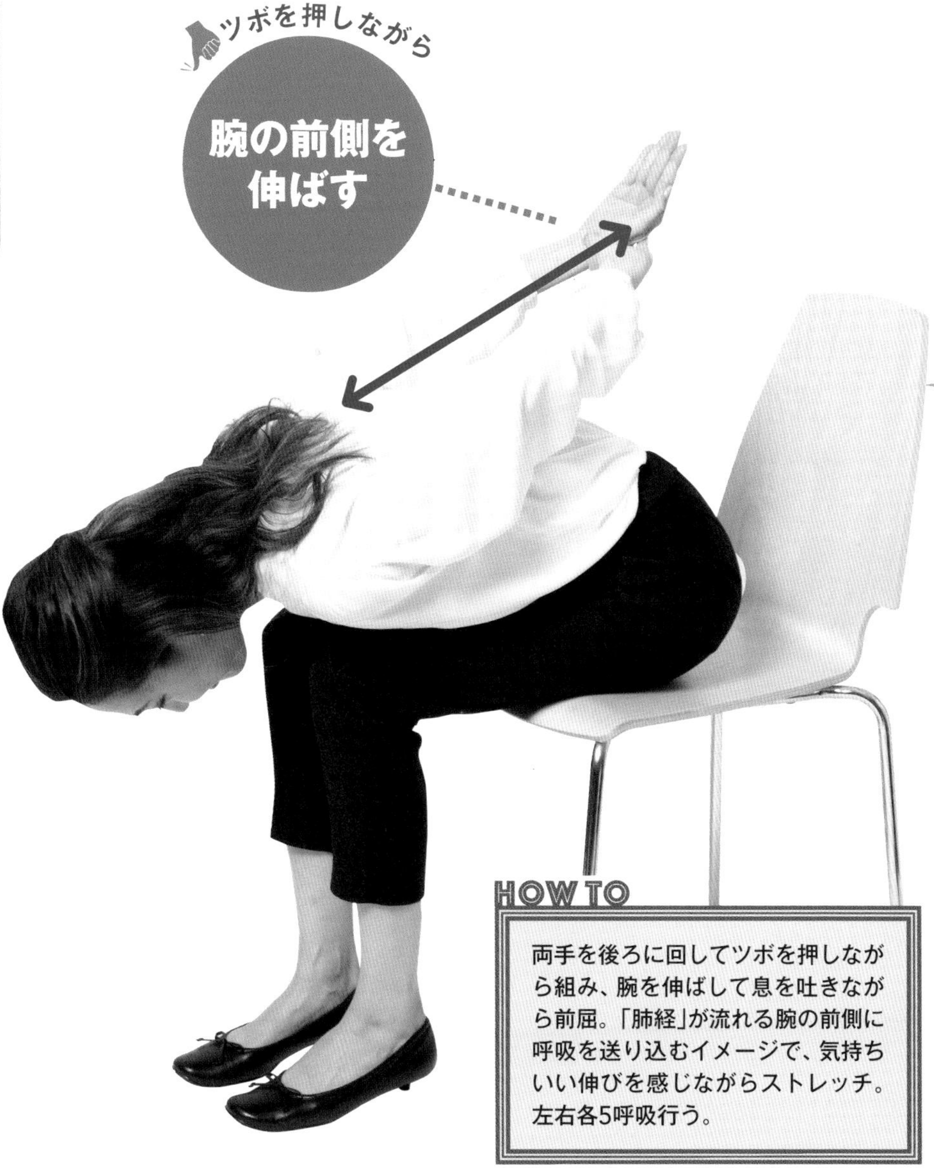
ツボを押しながら
腕の前側を伸ばす

HOW TO

両手を後ろに回してツボを押しながら組み、腕を伸ばして息を吐きながら前屈。「肺経」が流れる腕の前側に呼吸を送り込むイメージで、気持ちいい伸びを感じながらストレッチ。左右各5呼吸行う。

特効ツボ

合《ごう》谷《こく》

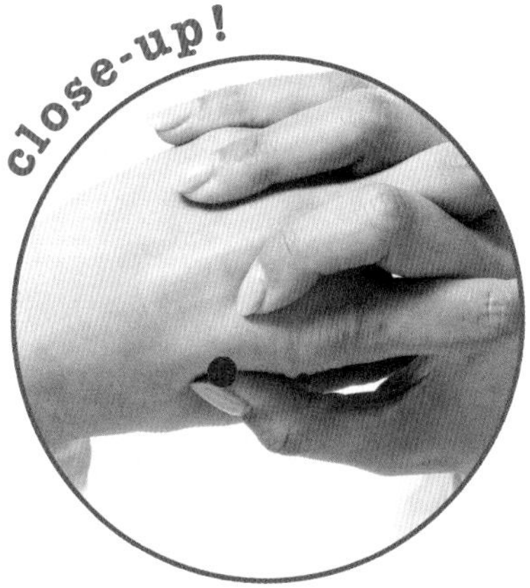

手の甲側で、親指と人さし指の付け根の骨が交わる手前にあるくぼみ。反対側の親指で押さえながら、後ろで両手を組んで。

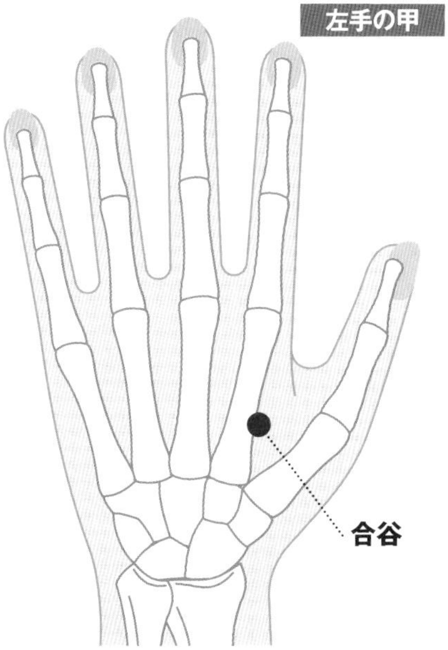

\\こんな悩み・不調の人に！//

便秘　**カゼのひきはじめ**

合《ごう》谷《こく》は、鍼灸治療の現場でも多用される万能ツボ。これが位置する大腸経がつかさどるのは、腸内の不要物からさらに水分を排出し、便をつくる働き。肺の機能とも深くかかわり、免疫力を高める作用もあるとされています。電車の中などでヨガができないときは、この合谷を押して刺激するだけでも効果が期待できます。

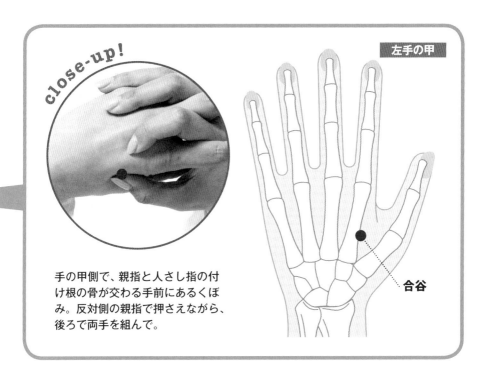

大《だい》腸《ちょう》経《けい》の原《げん》穴《けつ》

（⇒大腸経の解説はP67）

HOW TO

両手を後ろに回してツボを押しながら組み、腕を伸ばして、息を吐きながら前屈。「大腸経」が流れる腕の前側に深い呼吸を送り込むように、気持ちよく伸ばして。左右各5呼吸行う。

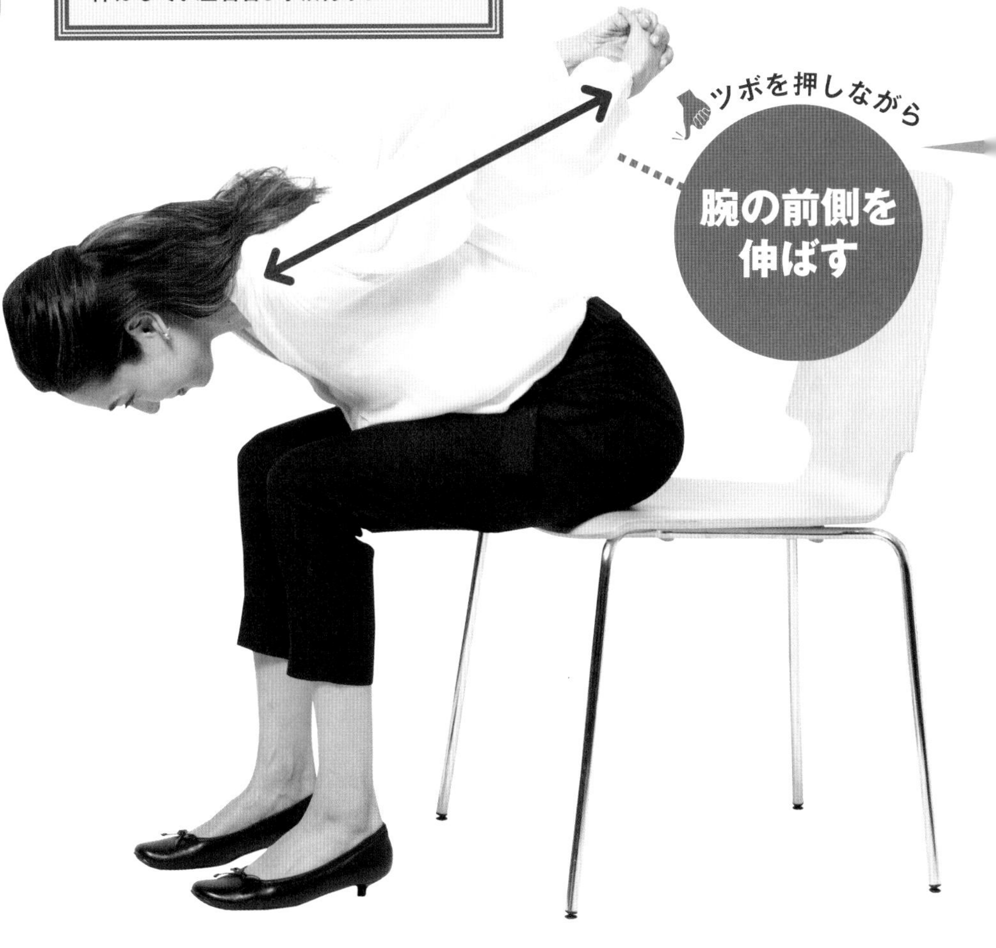
ツボを押しながら
腕の前側を伸ばす

\\こんな悩み・不調の人に！//

肩こり　更年期症状

神門《しんもん》は、万物の元となる“神気《しんき》”が出入りする門という意味。全身の血流を巡らせて、汗や感情などの精神面にも深くかかわる「心経」の滞りをスムーズに流します。また、心経とセットで働く「小腸経」の特効ツボが腕骨《わんこつ》。腕の裏側から肩甲骨全体を巡り、首へとつながる経絡のラインを伸ばすことで周辺の凝りもスッキリ！

ツボを押しながら

腕の裏側を伸ばす

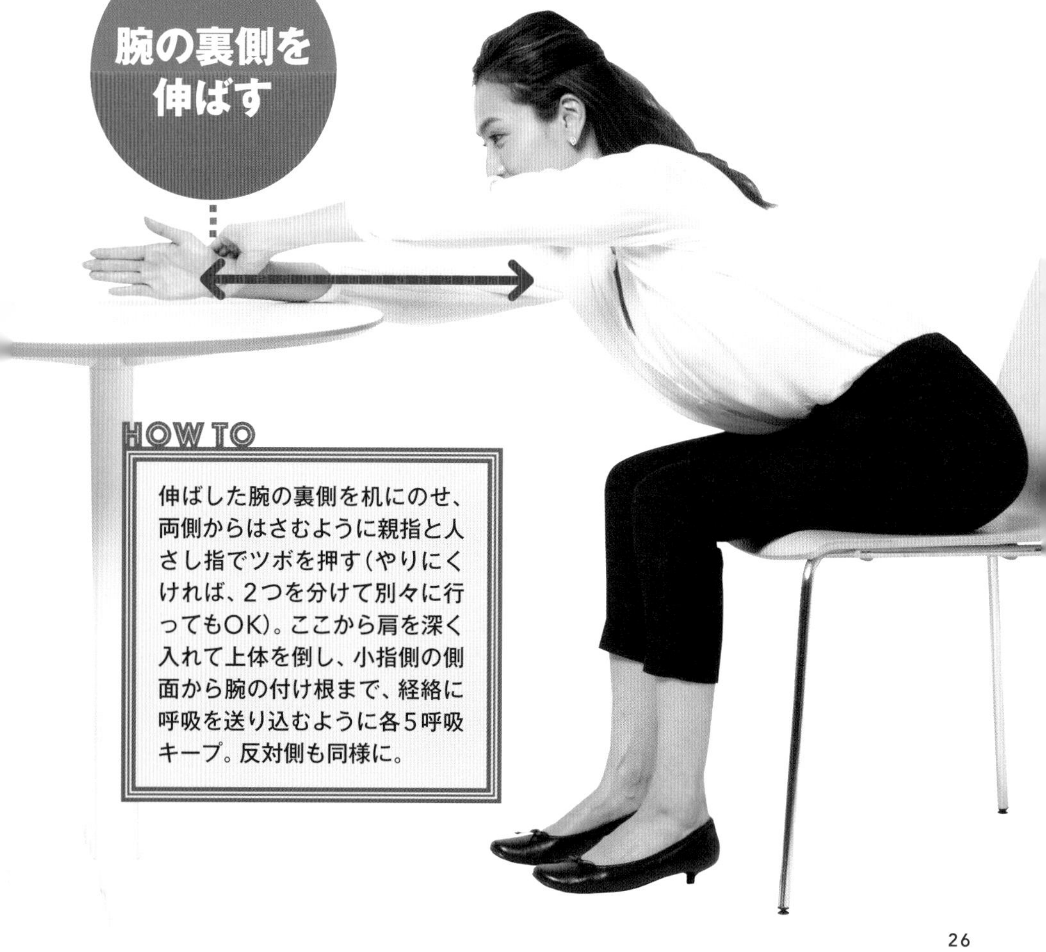

HOW TO

伸ばした腕の裏側を机にのせ、両側からはさむように親指と人さし指でツボを押す（やりにくければ、2つを分けて別々に行ってもOK）。ここから肩を深く入れて上体を倒し、小指側の側面から腕の付け根まで、経絡に呼吸を送り込むように各5呼吸キープ。反対側も同様に。

心経《しんけい》の原穴《げんけつ》 ⟶特効ツボ 神門《しんもん》

（⇒心経の解説はP75）

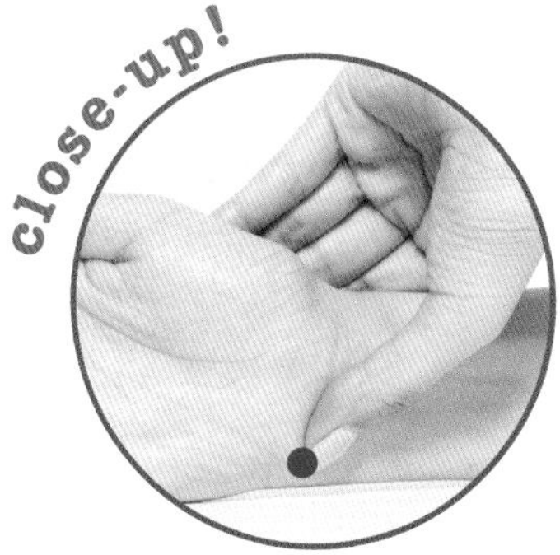

手首のシワの上で、小指側にある腱《けん》の内側（親指側）の際。手首を上からはさむと、親指で触れやすい。

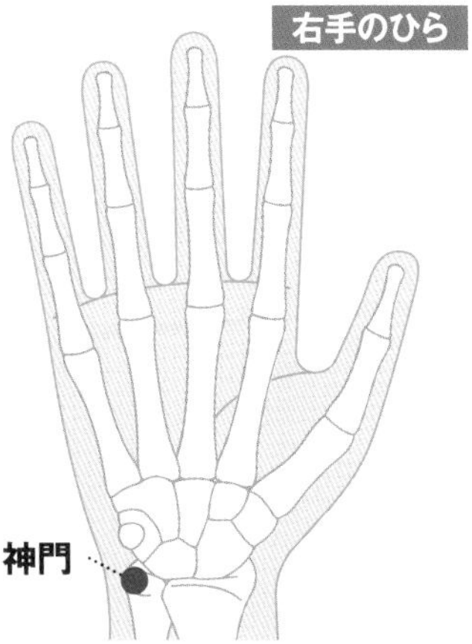

小腸経《しょうちょうけい》の原穴《げんけつ》 ⟶特効ツボ 腕骨《わんこつ》

（⇒小腸経の解説はP75）

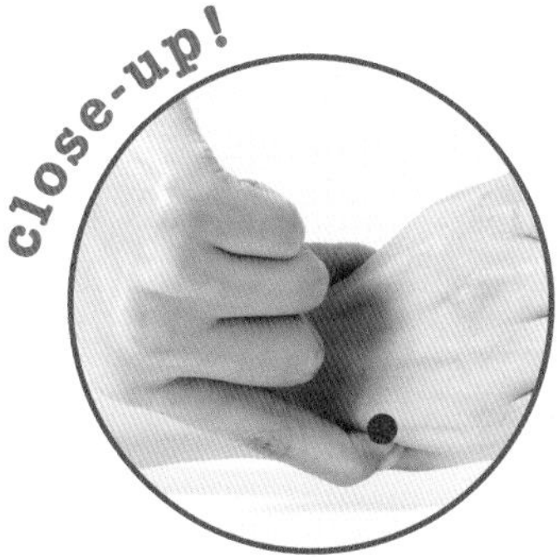

手のひらと甲の境目で、小指側の骨を手首の方へなぞって盛り上がった部分の手前にあるくぼみ。人さし指で押すといい。

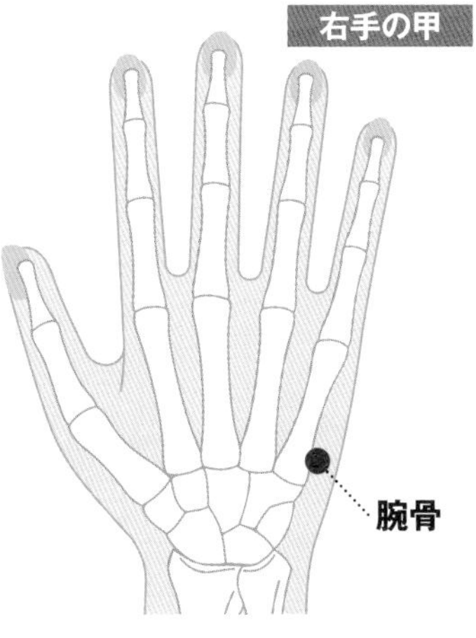

特効ツボ 大陵《だいりょう》

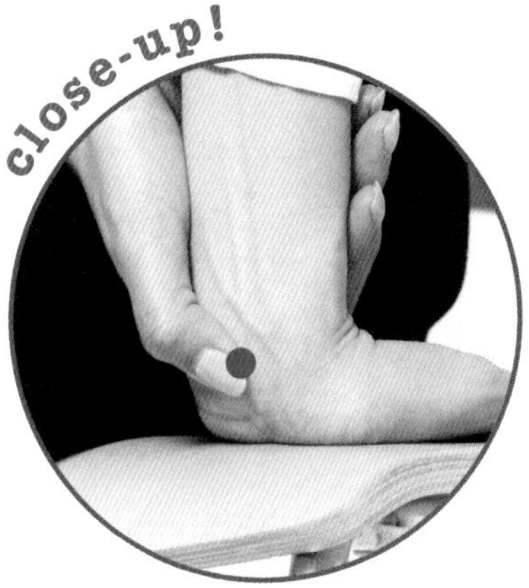

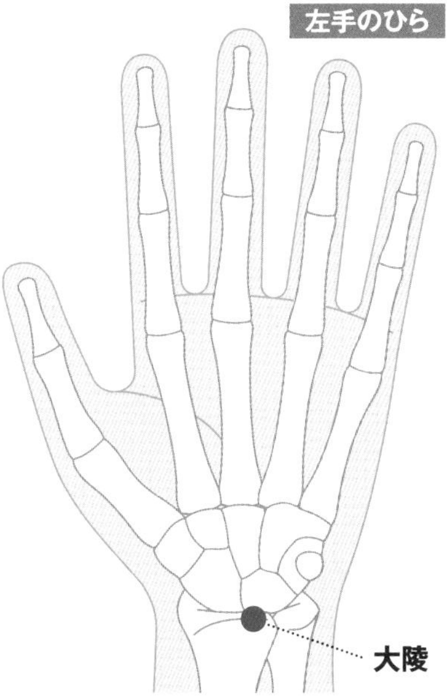

手首の内側にある横シワ上で、中央にある2本の腱《けん》の間。ツボを探し当てたら、親指で押さえたまま手首を伸ばして。

\\ こんな悩み・不調の人に！ //

腕の疲れ　**緊張感**

大陵《だいりょう》は、生命エネルギーが流れる経絡のなかでも「心包経」にある特効ツボ。心包は精神面も含めた生命活動の“司令塔”である「心《しん》」を包む膜を意味し、メンタルの不調をもたらす“邪気”を食い止める働きがあるとされます。日常生活では伸ばしづらく、硬く凝りやすい部分を、ツボ押し効果とともに気持ちよくほぐして。

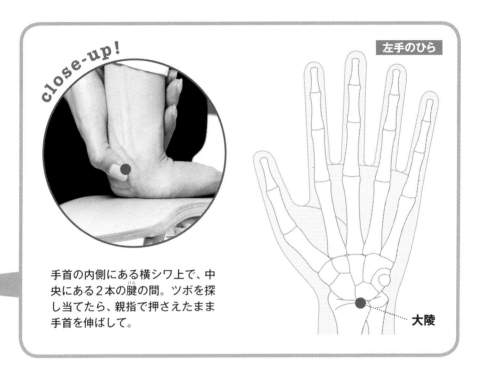

心包経《しんぽうけい》の原穴《げんけつ》

（⇒心包経の解説はP83）

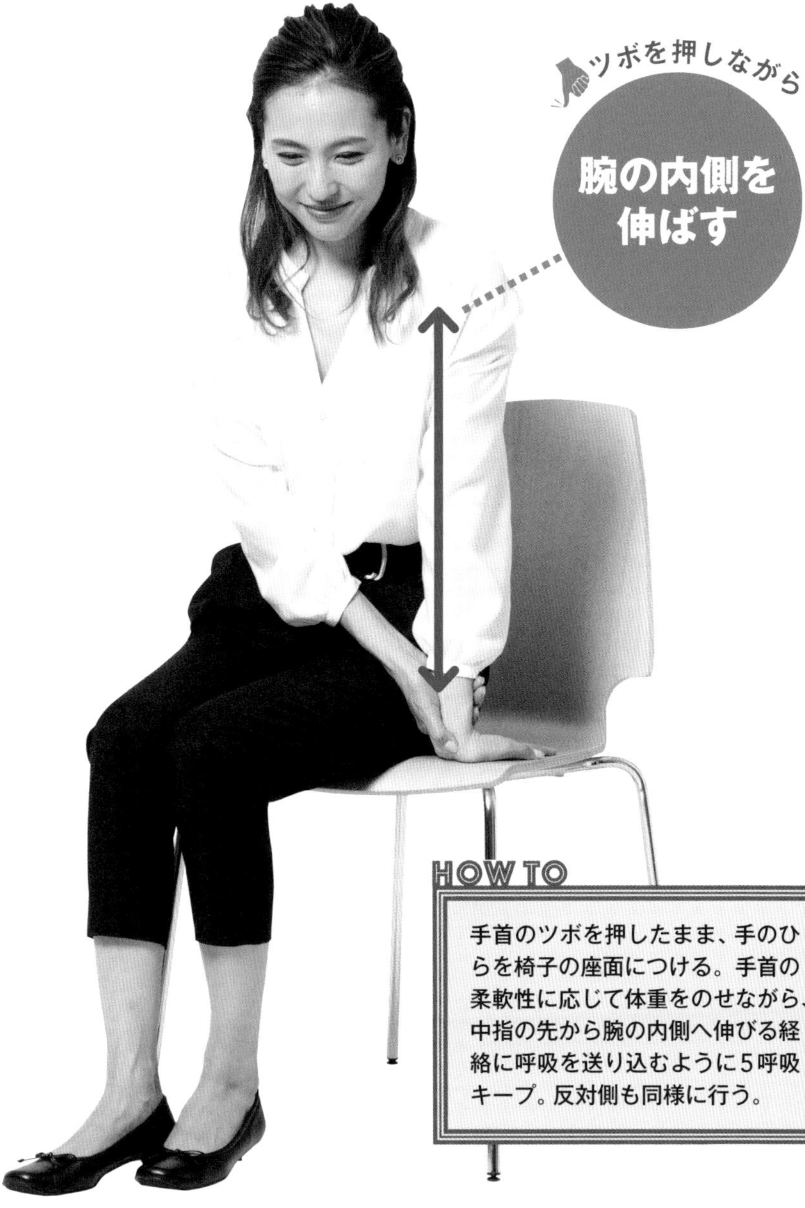
ツボを押しながら
腕の内側を伸ばす

HOW TO

手首のツボを押したまま、手のひらを椅子の座面につける。手首の柔軟性に応じて体重をのせながら、中指の先から腕の内側へ伸びる経絡に呼吸を送り込むように5呼吸キープ。反対側も同様に行う。

特効ツボ 陽池《ようち》

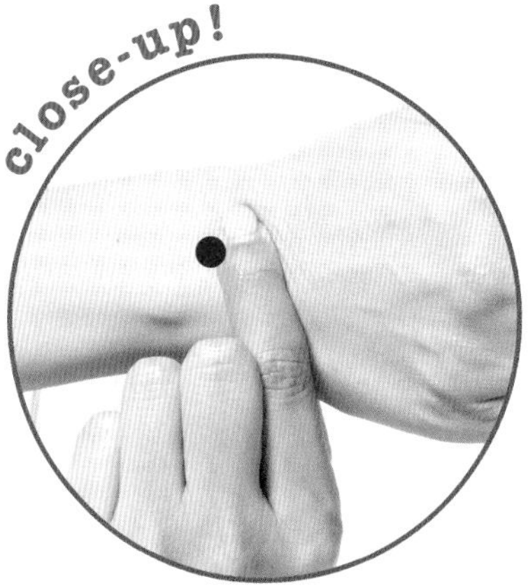

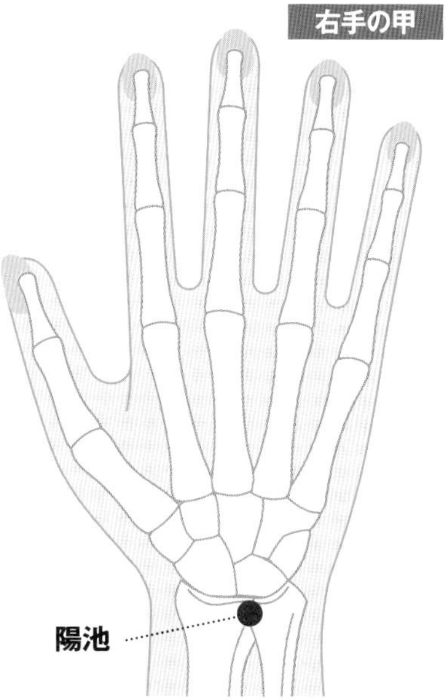

手首を反らしてできる横シワ上で、手首の中央よりやや小指側にあるくぼみ。手首をはさみ、指先で押さえるといい。

こんな悩み・不調の人に！

むくみ　**首こり**

“陽”のエネルギーが流れる「三焦経《さんしょうけい》」にあり、池のようにくぼんでいることにその名が由来する陽池《ようち》。三焦とは、東洋医学で臓器のすき間にあって水分を全身に送る働きを指し、この滞りが余分な水分による不調を招くのです。普段から酷使しがちな腕の外側からつながり、首まわりの不調にも多用されるツボでもあります。

三焦経《さんしょうけい》の原穴《げんけつ》

（⇒三焦経の解説はP91）

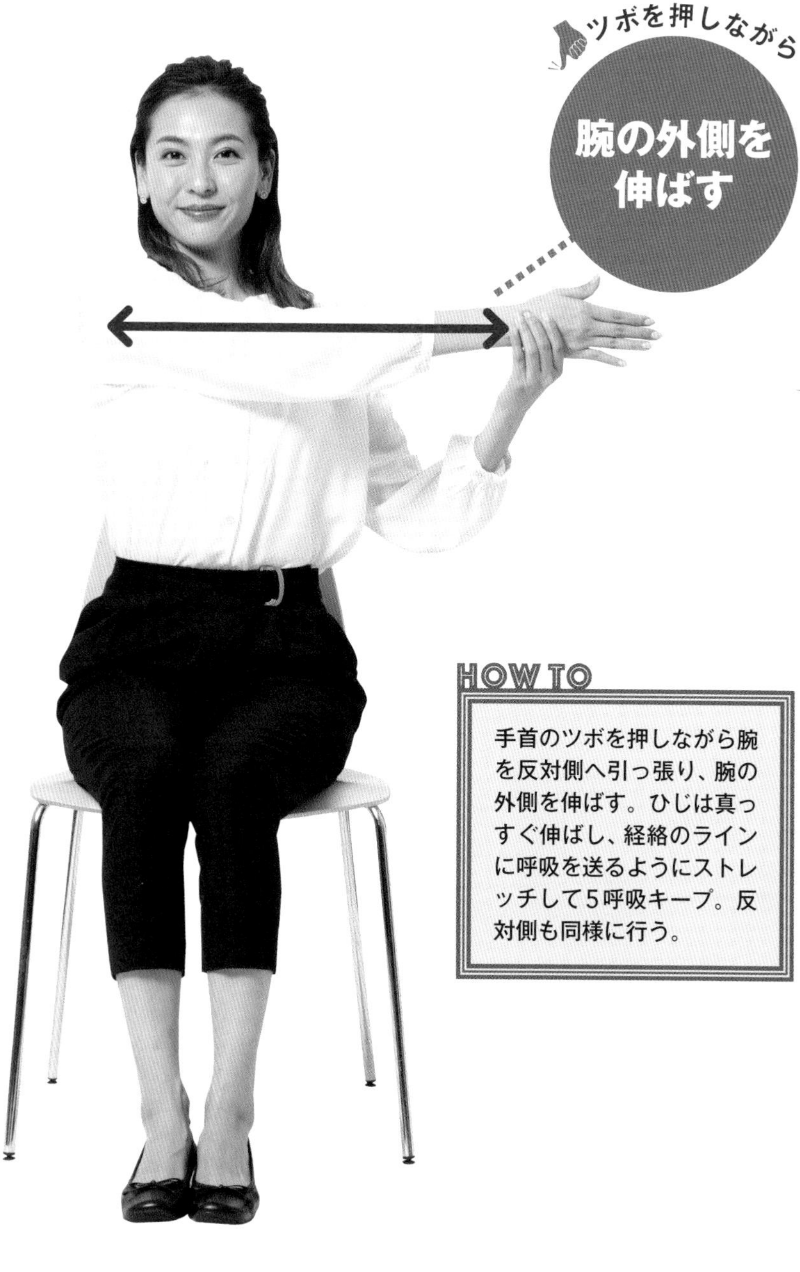
ツボを押しながら
腕の外側を伸ばす

HOW TO

手首のツボを押しながら腕を反対側へ引っ張り、腕の外側を伸ばす。ひじは真っすぐ伸ばし、経絡のラインに呼吸を送るようにストレッチして5呼吸キープ。反対側も同様に行う。

脾《ひ》経《けい》の原《げん》穴《けつ》
→特効ツボ 太《たい》白《はく》

（⇒脾経の解説はP99）

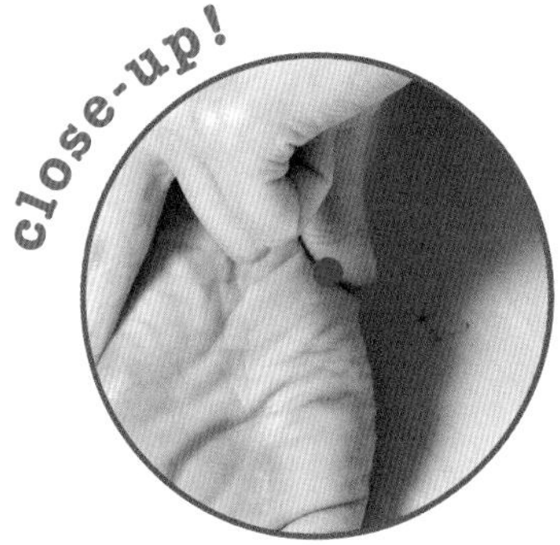

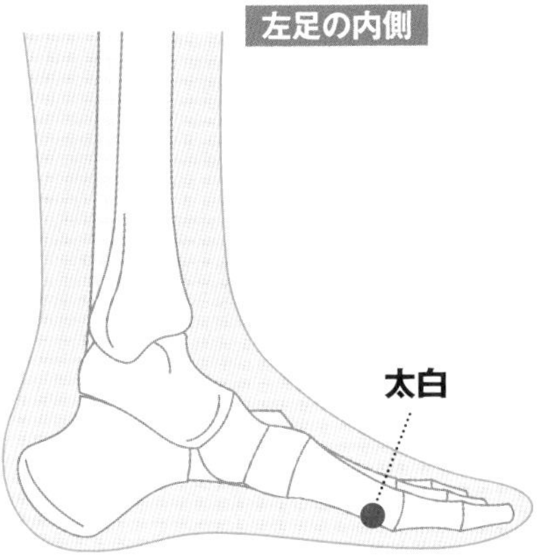

足の内側の側面で、親指の付け根にある大きな関節の後ろにあるくぼみ。足を両脇からはさみ、親指で押す。

胃《い》経《けい》の原《げん》穴《けつ》
→特効ツボ 衝《しょう》陽《よう》

（⇒胃経の解説はP99）

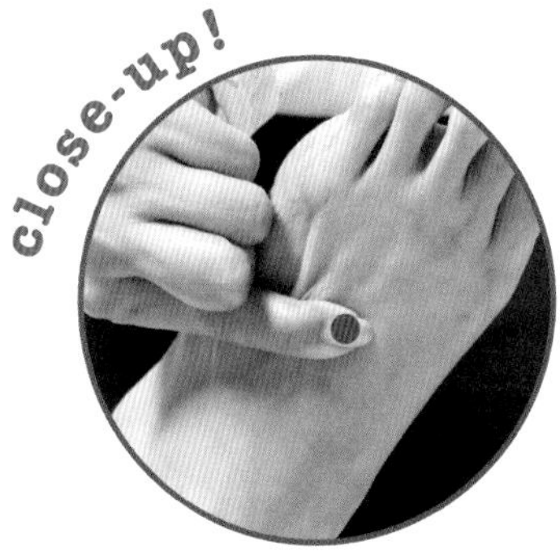

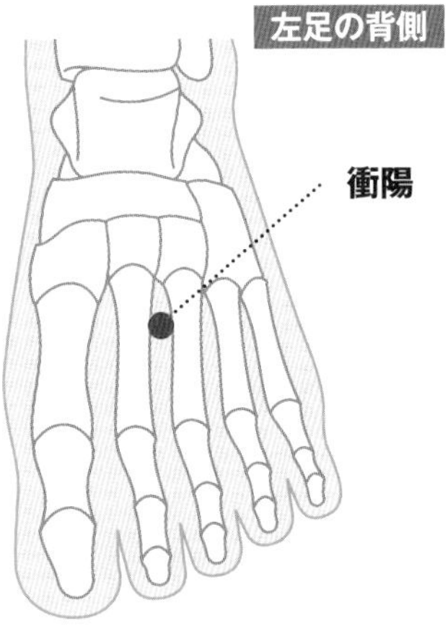

足の甲で、人さし指と中指の付け根の間をたどると触れる出っ張りの真上。指先で甲をつまむように押すといい。

＼＼こんな悩み・不調の人に！／／

胃痛　消化不良

太白《たいはく》と衝陽《しょうよう》のツボが位置し、それぞれ陰陽の関係にある「脾経《ひけい》」と「胃経《いけい》」には、食べ物からエネルギーを作り出したり、内臓を支えたりする働きがあります。胃が重くもたれ、食べ過ぎたときなどには、ぜひこのポーズにトライしてみましょう。上半身を後ろに倒して脚の前面をさらに伸ばすと、スッキリ感も格別です。

HOW TO

椅子に座って片脚を曲げ、座面にすねをつける。足をはさむように、親指と、人さし指または中指でツボを押し、脚の前面に呼吸を送るようにストレッチ（やりにくい場合は、ツボごとに別々に行ってもOK）。５呼吸キープして、反対側も同様に行う。

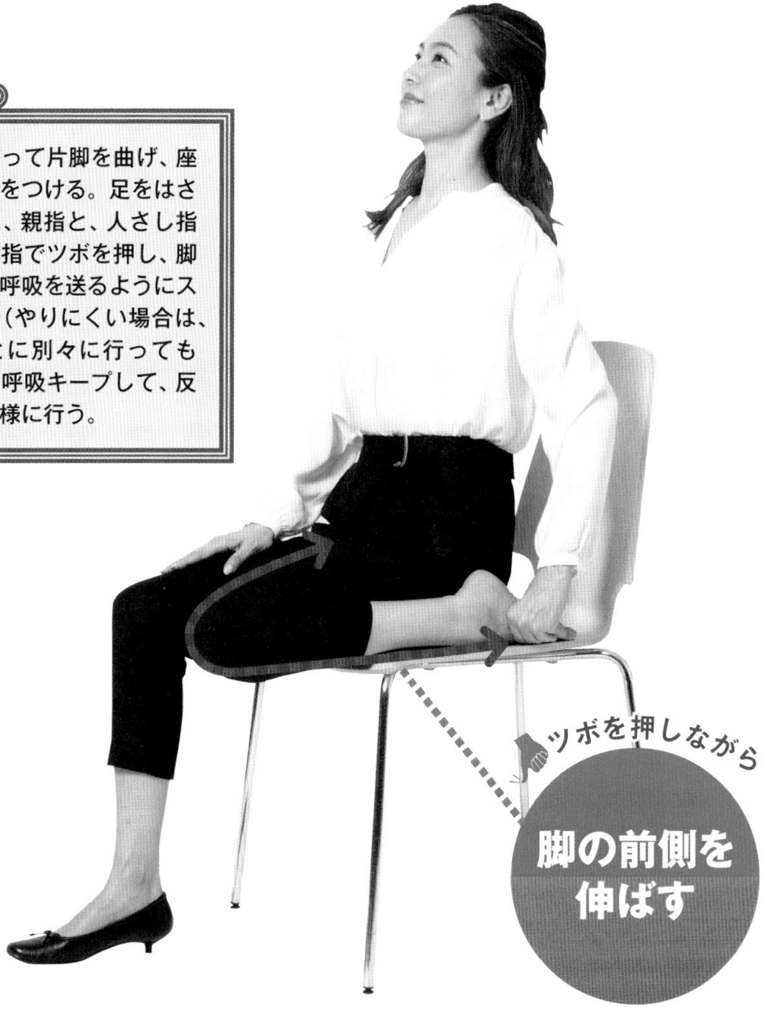
ツボを押しながら
脚の前側を伸ばす

\\こんな悩み・不調の人に！//

冷え　腰痛

体や内臓を温めたり、水分代謝をつかさどるのが「腎《じん》」。この経絡上にある太谿《たいけい》は、腎経《じんけい》の特効ツボ・原穴であると同時に、臓腑《ぞうふ》の“気”が集まり、治癒効果が高いとされる「兪穴《ゆけつ》」でもあります。冷えからくる腰の不調には、体の背面を通り、腎と関係が深い「膀《ぼう》胱経《こうけい》」の京骨も同時に刺激するのが特にお薦めです。

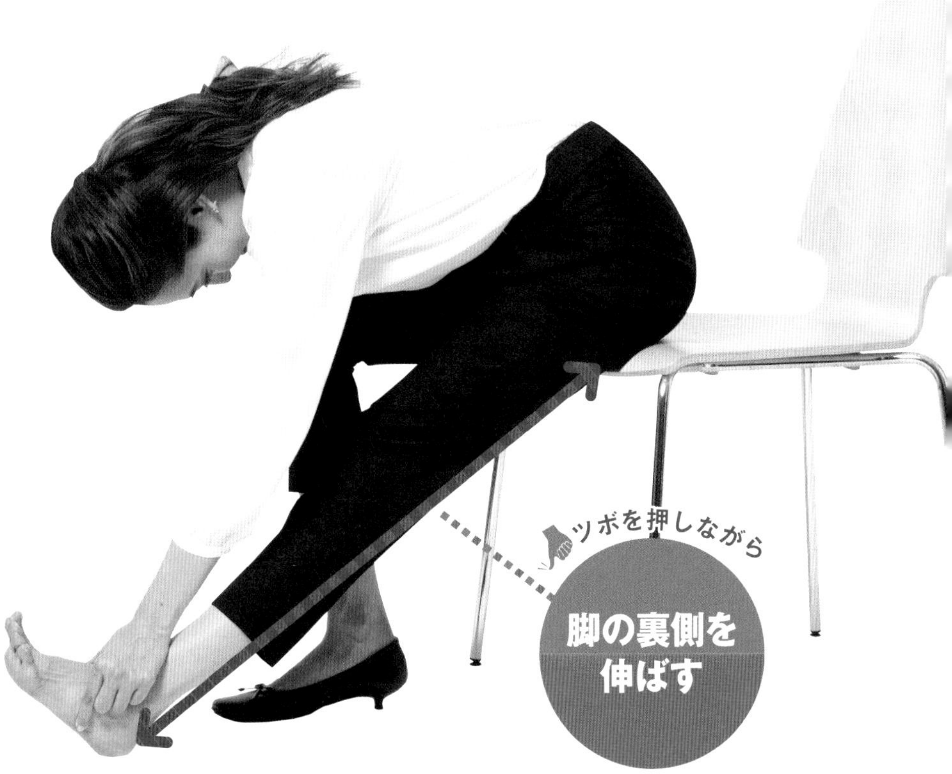
ツボを押しながら
脚の裏側を伸ばす

HOW TO

片脚を真っすぐ伸ばして前屈し、足をはさむように、親指と、人さし指か中指でツボを押さえる（やりにくい場合は、ツボごとで別々に行ってもOK）。丸めた背中から、脚の裏側にかけて伸びる経絡のラインに呼吸を送るイメージで各5呼吸キープ。反対側も同様に。

腎経《じんけい》の原穴《げんけつ》 →特効ツボ 太谿《たいけい》

（⇒腎経の解説はP107）

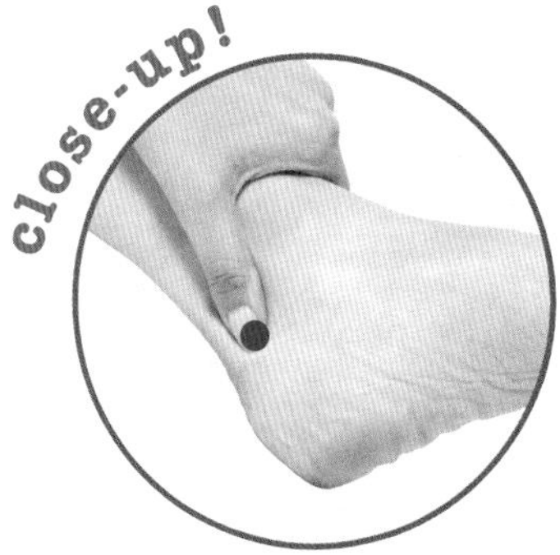

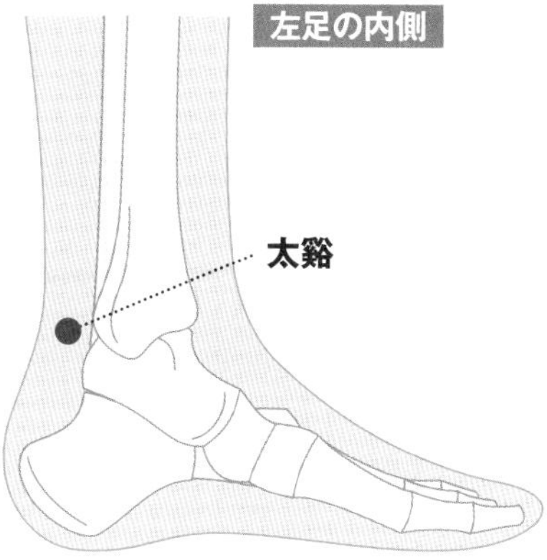

足の内側で、くるぶしとアキレス腱《けん》の間にある。手で足首をはさみ、親指が当たるくぼんだ部分をプッシュ。

膀胱経《ぼうこうけい》の原穴《げんけつ》 →特効ツボ 京骨《けいこつ》

（⇒膀胱経の解説はP107）

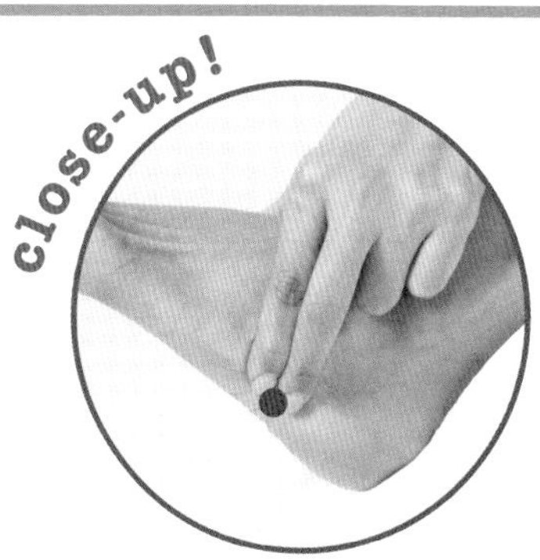

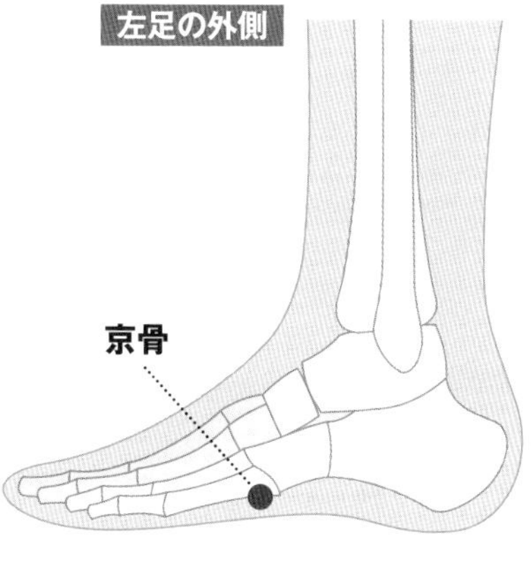

足の小指側の側面にあり、かかと寄りで盛り上がった骨の前側にあるくぼみ。手で甲をはさみ、指先で刺激を。

特効ツボ 丘墟《きゅうきょ》

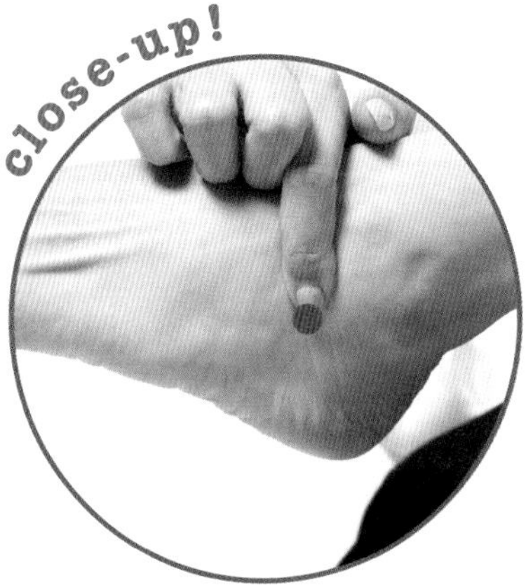

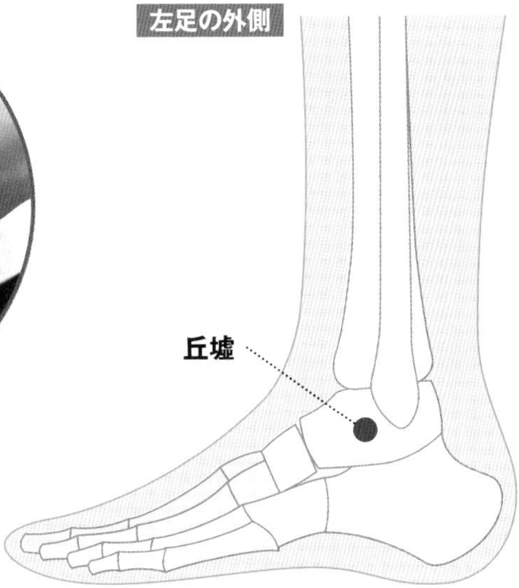

外くるぶしの斜め前下で、小指からつながる腱《けん》の外側にあるくぼみ。足首を手で包み、指先で押さえるといい。

こんな悩み・不調の人に！

片頭痛 **慢性疲労**

「墟」は大きな丘を意味し、外くるぶし付近にあることから名付けられた丘墟《きゅうきょ》のツボ。東洋医学でいう「気」と「血《けつ》」をスムーズに流して全身に行き渡らせたり、勇気、度胸などの感情をつかさどる胆経に位置します。側頭部から足先までを巡るこの流れを整えて、モヤモヤした不調をスッキリ改善しましょう。

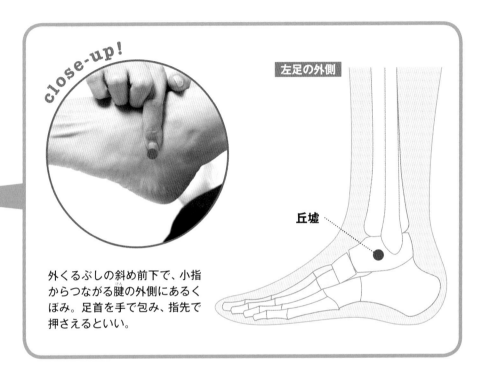

胆経《たんけい》の原穴《げんけつ》

（⇒胆経の解説はP115）

HOW TO

ひざを開いて脚を組み、足首のツボを押す。そのまま前かがみになり、側頭部から足の小指の内側まで、体側部を巡る経絡のラインに呼吸を送るイメージで脚の外側を伸ばす。5呼吸キープして反対側も同様に行う。

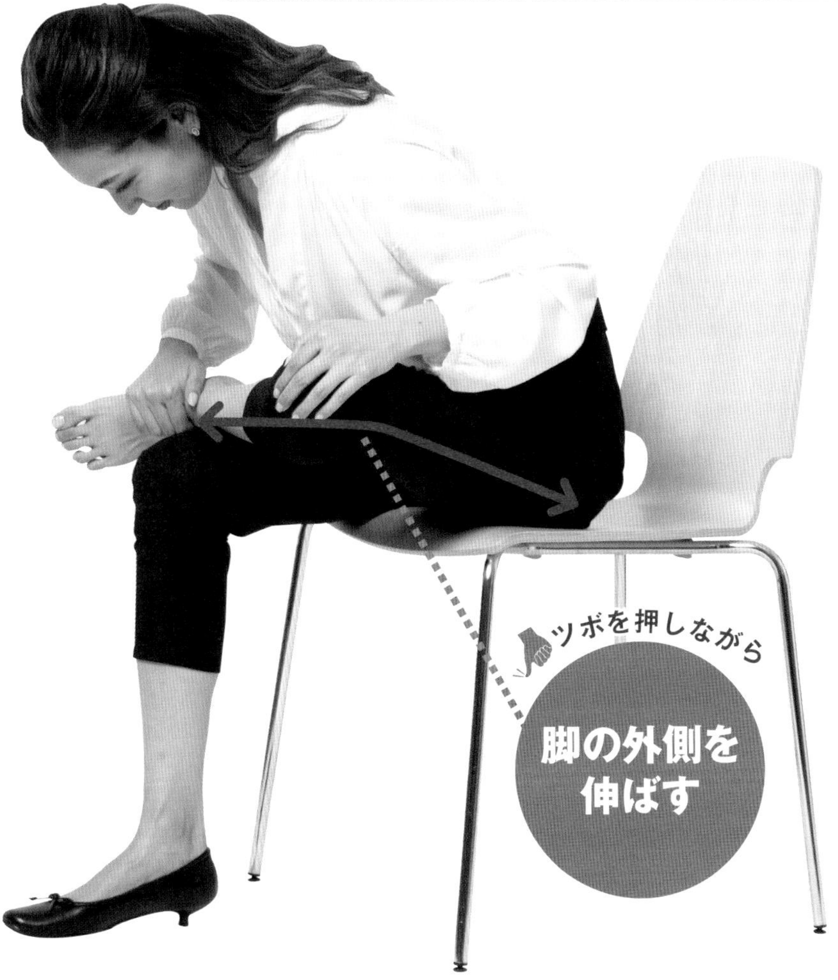
ツボを押しながら
脚の外側を伸ばす

特効ツボ

太衝《たいしょう》

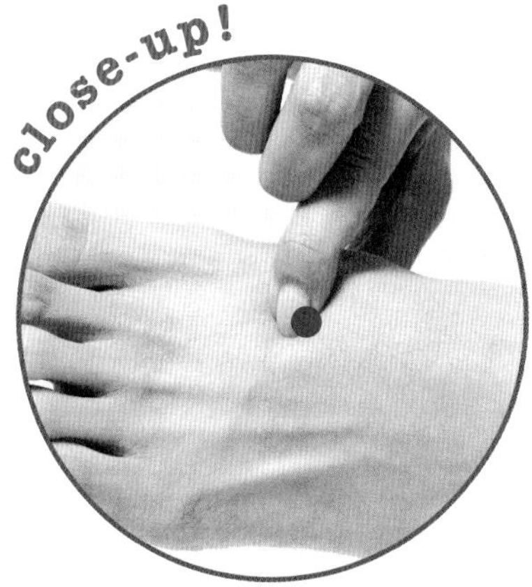

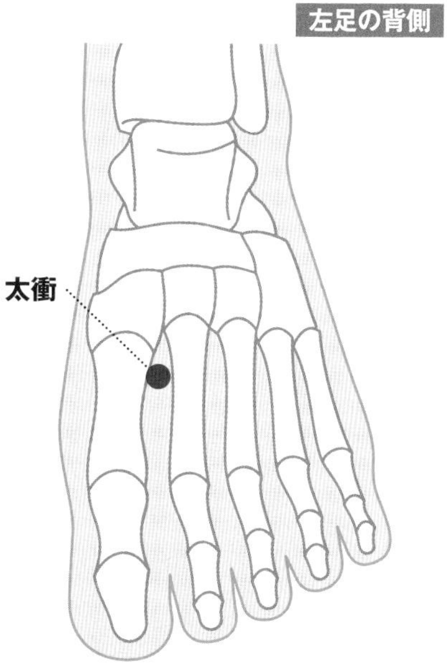

足の甲で、親指と人さし指の付け根の骨が交わる部分のくぼみ。手で足をはさむように指先で刺激するといい。

\\こんな悩み・不調の人に！//

目の疲れ　ストレス

太衝《たいしょう》が位置する「肝経」が滞ると、東洋医学でいうドロドロ血液の“瘀血《おけつ》”がたまり、自律神経や目の不調が表れたり、怒りっぽくなるとされます。「衝」は要所を意味し、肝経の原穴であると同時に“気”が集まる「兪穴《ゆけつ》」でもあるほど重要なこの特効ツボを刺激しながら、心身をリフレッシュさせましょう。

肝経《かんけい》の原穴《げんけつ》

(⇒肝経の解説はP123)

ツボを押しながら

脚の内側を伸ばして体をねじる

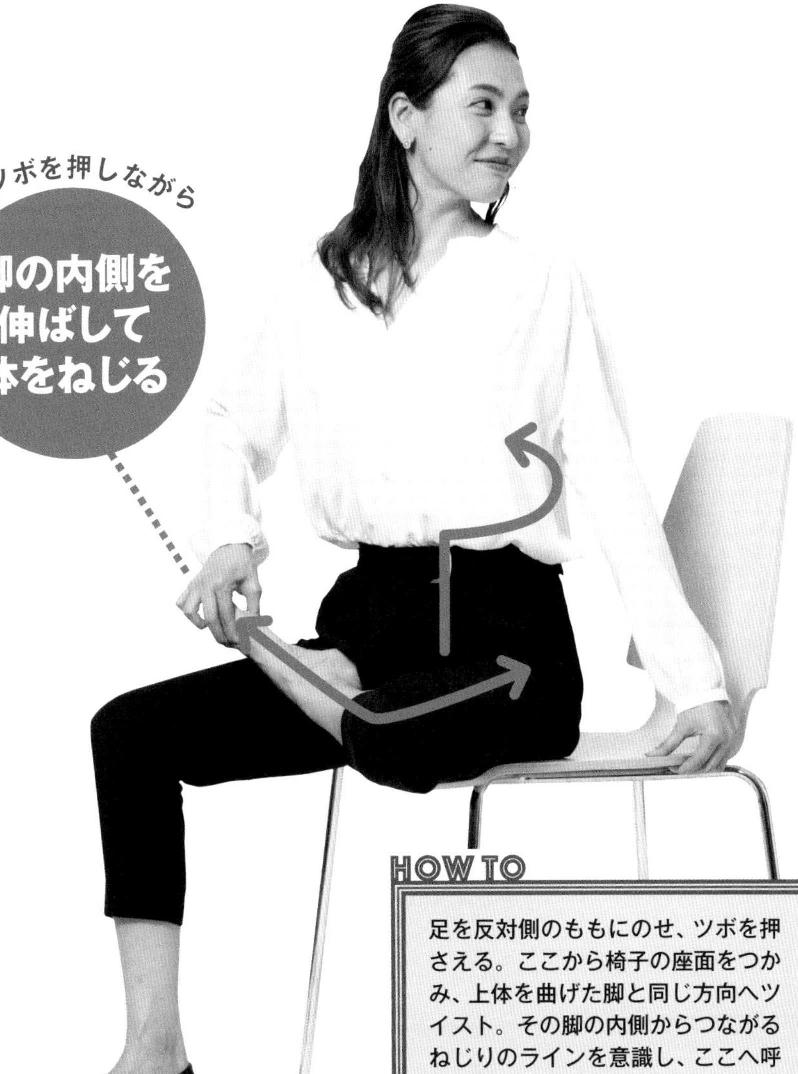

HOW TO

足を反対側のももにのせ、ツボを押さえる。ここから椅子の座面をつかみ、上体を曲げた脚と同じ方向へツイスト。その脚の内側からつながるねじりのラインを意識し、ここへ呼吸を送るようにストレッチ。5呼吸キープして、反対側も同様に行う。

Part2

経《けい》絡《らく》ヨガ

東洋医学の叡智《えいち》と、ヨガの効果を融合して生まれたのが「経絡ヨガ」。
滞った経絡に〝気〟を流し、その巡りを改善することを目的とします。
大きな特徴は、心と体の健康を左右する「五臓六腑《ごぞうろっぷ》」それぞれに対応する
経絡を8つのゾーンに分け、これを深い呼吸とともに伸ばすこと。
自分の体質や体調、目的に合わせてポーズを選べるのもポイントです。

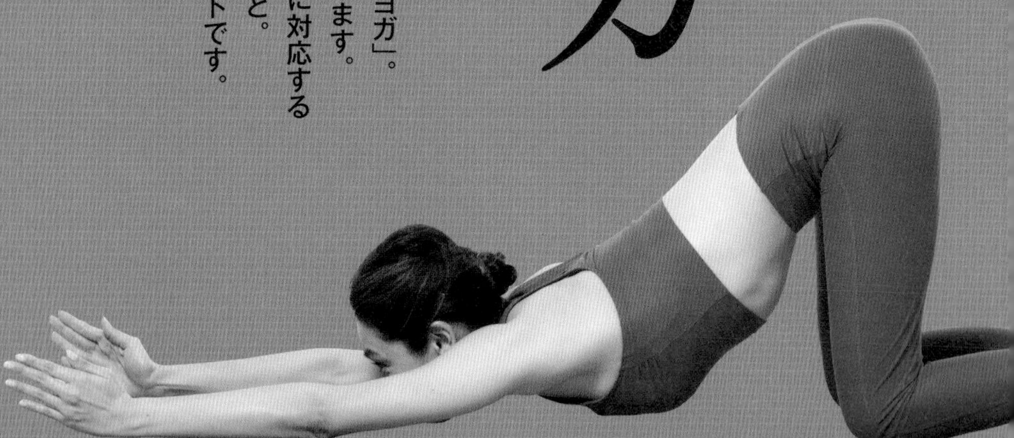

いますぐ必要なポーズがわかる!

お悩み・不調別 INDEX

経絡《けいらく》ヨガの特徴とポーズを行うポイント

東洋医学では人間の内臓や器官をより広い意味でとらえ、これらが相互に働くことで心身の健康が保たれると考えます。なかでも内臓の働きを表す〝五臓六腑《ごぞうろっぷ》〟と体の深部でつながり、東洋医学でいう〝気〟などの生命エネルギーを流すのが経絡。この流れが滞ると、その経絡上にある部位だけでなく、五臓六腑それぞれに対応する体の各部分、また心にも影響を及ぼすと考えられているのです。

「経絡ヨガ」は、こうした経絡の特性と、ヨガのポーズを融合したもの。滞った経絡に〝気〟を流して巡りを良くすることで、東洋医学の施術と同じような効果が期待できます。大きな特徴は、ヨガではプラーナとも呼ばれる〝気〟を呼吸でたっぷり取り込んで経絡のラインに流し、その経絡からつながる五臓六腑へと届けること。実際に行うと、経絡が心地よく伸び、そのすっきり感に驚く人が多くいます。慢性的な胃の不調、不眠、冷え症、うつ気分などが改善したケースも。自分に合ったポーズを選び、日ごろの体調管理にぜひ役立ててください。

経絡ヨガを行う
お薦めの時間帯は?

食後を除けば、いつでも好きなときに行ってOK。ただし時間帯によって効果アップのコツがあり、朝ならテンポよく「気」を流すイメージで。夕方〜夜なら少しゆっくりめに、「気」を落ち着かせるように経絡ヨガを行うことで、心身のリズムを整えることができます。

Point 1

呼吸によって“気”を取り込む

伝統的なヨガでは呼吸によって大気中のエネルギー・プラーナを取り込むと考え、これは東洋医学の概念では“気”に匹敵します。鼻から深く呼吸しながら、生命活動のエネルギー源をたっぷり取り込みましょう。

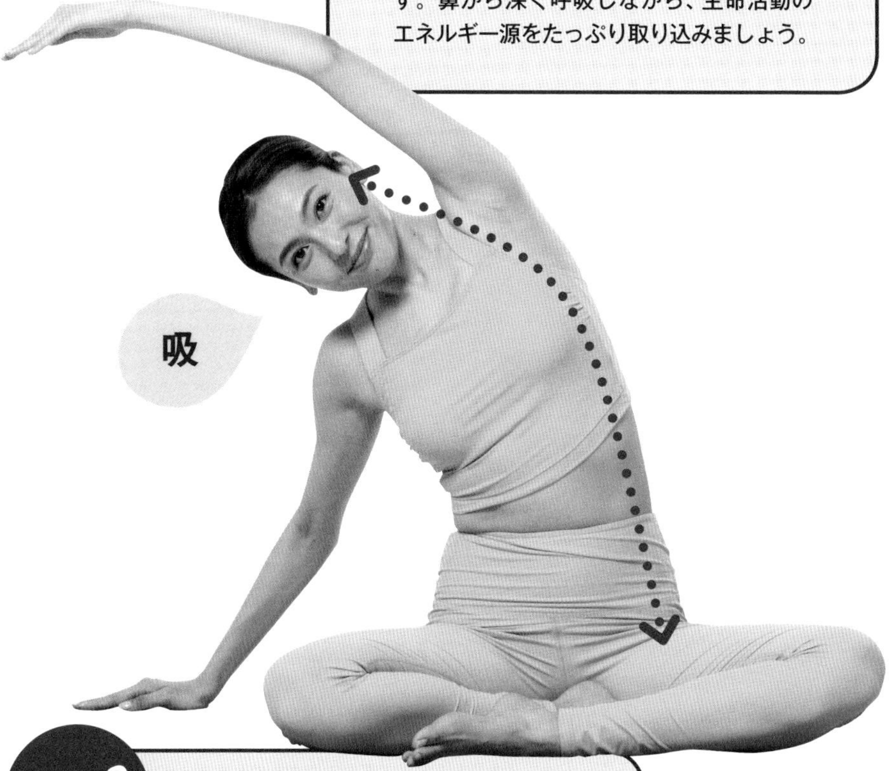

Point 2

ヨガで経絡に“気”を流す

5呼吸で“気”をいっぱいに取り込み、伸ばした経絡のラインへ流すイメージでポーズをキープ。経絡へ“気”を届け、その経絡が支配する臓器へのつながりを意識すると、さらなる効果が期待できます。

経絡《けいらく》ヨガの効果的なやり方

アレンジ自在!

［ポーズを組み合わせて行う場合］

経絡ヨガは、その日の気分で自由にアレンジしてOK。ポーズを組み合わせれば本格的なヨガプログラムになり、おうちでスタジオ気分が満喫できます!

全身の経絡をまとめて整える

経絡太陽礼拝

全身の経絡を、まんべんなく伸ばして動かす経絡ヨガならではの太陽礼拝。さまざまな動きを組み合わせたシークエンスは単独で行うだけでも、全身のリフレッシュ効果があります。

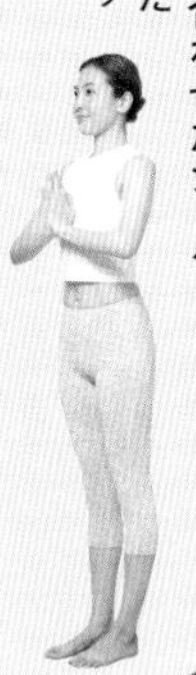

P54～

「気」のエネルギーを流して活力を与える

ウォーミングアップ①

手足のツボ刺激

まずは手や足にある重要なツボをまとめて刺激して〝気〟を流し、末端から経絡の詰まりを改善していきます。

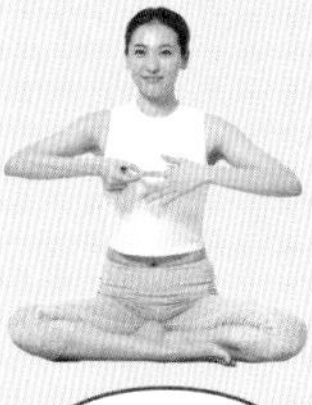

P62～

ウォーミングアップ②

皮膚たたき

陰陽のエネルギーが流れる経絡の走行に沿って腕と脚を軽くポンポンたたき、〝気〟の流れを心地よく促します。

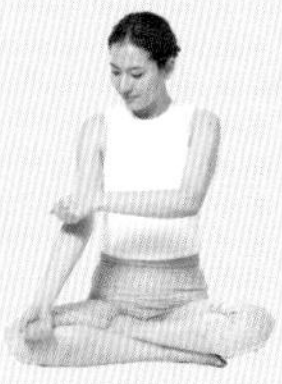

P64～

自分に必要なポーズの探し方

滞りが表れやすい部分を伸ばしてほぐすのが、経絡ヨガの
基本的な考え方。自分の体調や体質に最適なポーズを
以下のいずれか、または両方をチェックして探してみましょう。

CHECKテスト①②

P46・50

質問に答えると経絡の滞りがゾーンでわかる

または

A～H 経絡の詰まりをCHECK!

手と足の経絡を、それぞれゾーンごとに刺激するのが経絡ヨガのポーズ。自分の心と体の状態について質問に答えることで、滞りがある経絡のゾーンがわかります。また、経絡の滞りは体に表れるため、体の一部を動かしてチェックする方法も。

時間がなければ

「ポーズを単独で行ってもOK!」

E～H 足の経絡ゾーン

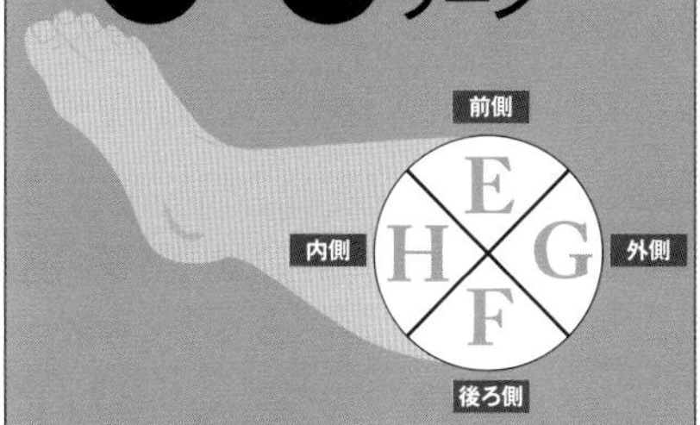

P98～

A～D 手の経絡ゾーン

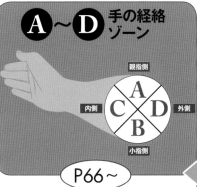

P66～

EASY

HARD

難易度別にポーズは2種類

滞りがあったり、不調を改善したい経絡のゾーンからポーズを選びます。EASY・HARDをどちらか、または両方行ってもOK。気になるゾーンが複数ある場合、それぞれからポーズを選んで組み合わせましょう。忙しいときなどは、ひとつのポーズを単独で行ってもリフレッシュ効果は十分。

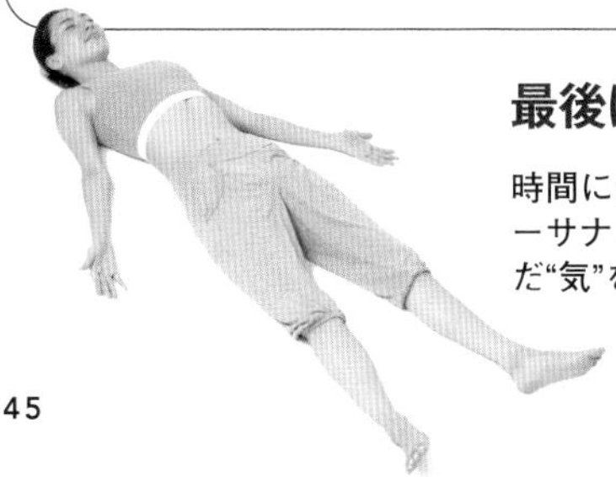

最後はリラックスポーズで休んでも

時間に余裕があれば、横になって休むシャバアーサナ(しかばねのポーズ)を。ヨガで取り込んだ"気"を全身に巡らせることができます。

\ 経絡の詰まりがわかる /

CHECKテスト①

手の経絡《けいらく》ゾーン

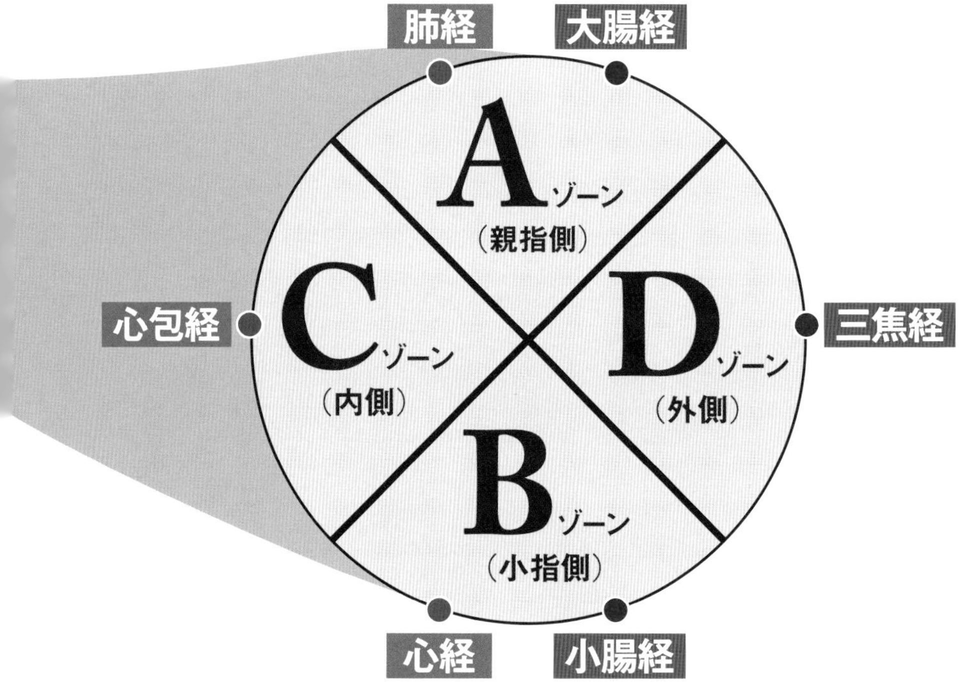

陰経	手の太《たい》陰《いん》肺《はい》経《けい》	陽経	手の陽《よう》明《めい》大《だい》腸《ちょう》経《けい》
	手の厥《けつ》陰《いん》心《しん》包《ぽう》経《けい》		手の少《しょう》陽《よう》三《さん》焦《しょう》経《けい》
	手の少《しょう》陰《いん》心《しん》経《けい》		手の太《たい》陽《よう》小《しょう》腸《ちょう》経《けい》

自分の右腕を上から見たとき、これを４分割したものが手の経絡ゾーンです。親指側にあるAゾーンと小指側にあるBゾーンは、その働きにおいてつながりが深い臓《ぞう》腑《ふ》の経絡が陰経・陽経のセットになって流れています。対角に位置するCゾーンとDゾーンの経絡も、臓腑の働きにおいて対応する関係にあります。

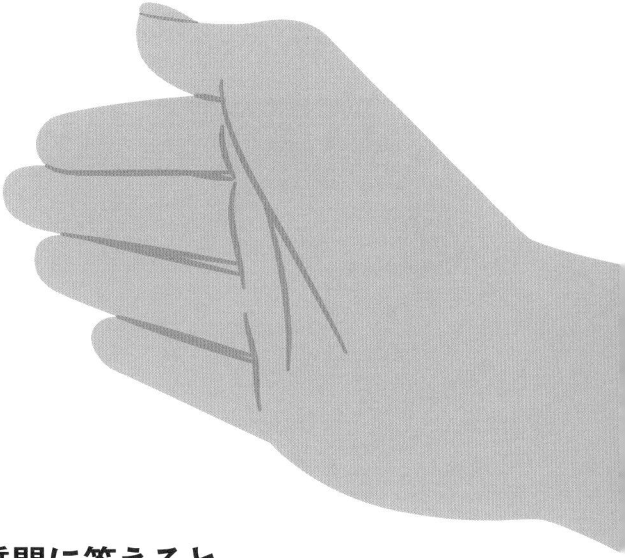

次ページからの質問に答えると経絡が滞っているゾーンがわかります！

Yesの合計はいくつ？ チェックテストの判定法

7～10個

経絡に詰まりがある状態です。
当てはまるゾーンから経絡ヨガのポーズを選び、できるだけ毎日続けて改善を目指しましょう。

4～6個

経絡が滞っていたり、乱れている可能性があります。
ゾーンに対応する経絡ヨガのポーズを積極的に取り入れ、不調の予防に努めて。

0～3個

経絡には大きな問題はありません。
どのゾーンからもヨガのポーズをまんべんなく取り入れることで、ベストな状態を維持できます。

A ゾーン

解説 …… P66
ヨガのポーズ
EASY …… P70
HARD …… P72

体	**カゼ**をひきやすい	YES　NO
体	**痰《たん》**が出たり、からんだりしやすい	YES　NO
体	**便秘症**である	YES　NO
体	**鼻が詰まりやすい**	YES　NO
体	**肌が弱い・乾燥**しやすい	YES　NO
心	**几《き》帳《ちょう》面《めん》**なほうである	YES　NO
心	**きれい好き**である	YES　NO
心	**ストレス**で**声が出ない**ことがある	YES　NO
心	**悲劇的な恋愛ドラマ**が好き	YES　NO
心	**辛い食べ物**が好き	YES　NO
	YESの合計	個

B ゾーン

解説 …… P74
ヨガのポーズ
EASY …… P78
HARD …… P80

体	慢性的な**肩こり**がある	YES　NO
体	**胸が苦しくなる**ことがある	YES　NO
体	**顔に汗**をかきやすい	YES　NO
体	**動《どう》悸《き》**や**心臓部の痛み**が起こる	YES　NO
体	**眠れなくなる**ことがある	YES　NO
心	精神的に**動揺しやすい**ほうだ	YES　NO
心	**忘れ物**がないかよく確かめる	YES　NO
心	**お笑い・スポーツ観戦**が好き	YES　NO
心	一人より**大人数で楽しみたい**	YES　NO
心	**夢を見やすい**ほうである	YES　NO
	YESの合計	個

C ゾーン

解説…………P82
ヨガのポーズ
EASY……P86
HARD……P88

体	**手に汗**をかきやすい	YES	NO
体	年に何回か**手がほてる**ことがある	YES	NO
体	**腕が重くなる**ことがある	YES	NO
体	**脇の下に汗**をかきやすい	YES	NO
体	**舌**が全体的に**赤い**	YES	NO
心	**人見知り**しやすい	YES	NO
心	**人前**に立つと**緊張**してしまう	YES	NO
心	**心配性**である	YES	NO
心	**車酔い・船酔い**をしやすい	YES	NO
心	**苦いもの**が好き	YES	NO
	YES の合計	個	

D ゾーン

解説…………P90
ヨガのポーズ
EASY……P94
HARD……P96

体	**首の凝り**がある	YES	NO
体	手や足の**指先がつる**ことがある	YES	NO
体	全身が**むくみやすい**	YES	NO
体	**梅雨**の時期に**調子が悪くなりがち**	YES	NO
体	**全身をだるく感じる**ことがある	YES	NO
心	わりと**物事を冷静に判断**するほうだ	YES	NO
心	最近、**集中力**が**続きにくい**	YES	NO
心	**人の名前**を**覚えるのが苦手**だ	YES	NO
心	よく**お茶やジュースを飲む**ほうだ	YES	NO
心	**休みの日はボーッと**していたい	YES	NO
	YES の合計	個	

\ 経絡の詰まりがわかる //

CHECKテスト②

足の経《けい》絡《らく》ゾーン

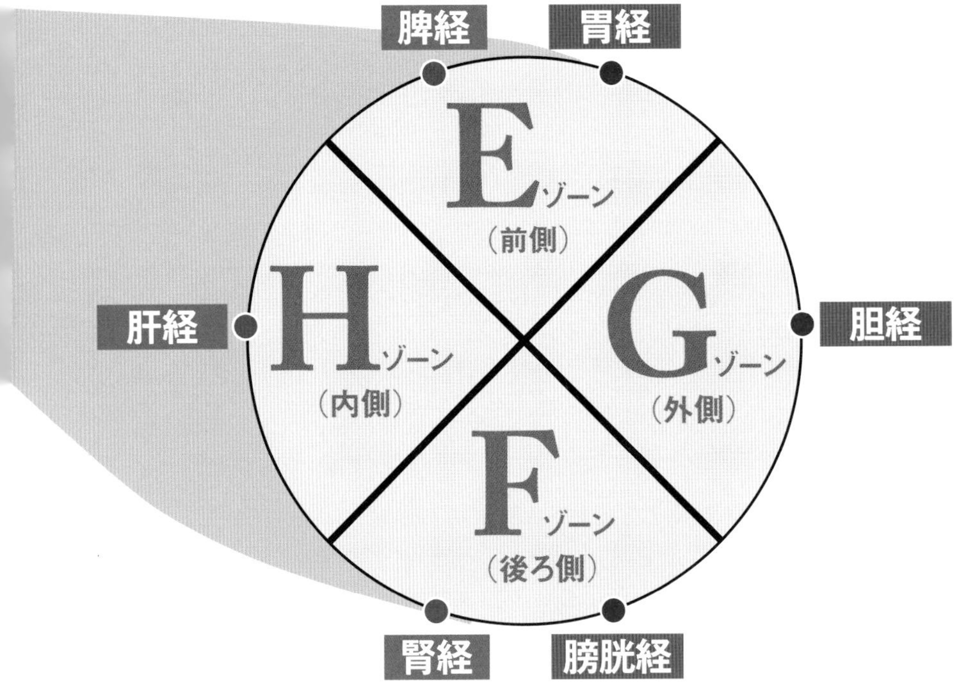

陰経	足の太陰脾経《たいいんひけい》	陽経	足の陽明胃経《ようめいいけい》
	足の厥陰肝経《けついんかんけい》		足の少陽胆経《しょうようたんけい》
	足の少陰腎経《しょういんじんけい》		足の太陽膀胱経《たいようぼうこうけい》

自分の右脚を上から見て、前後と内外に４分割したのが足の経絡ゾーン。脚の前側、後ろ側にあるEゾーンとFゾーンを流れる陰・陽の経絡は、臓《ぞう》腑《ふ》の働きのなかでも対応する関係にあります。対角に位置するGゾーンとHゾーンの経絡も、臓腑の働きにおいてセットとなる関係です。

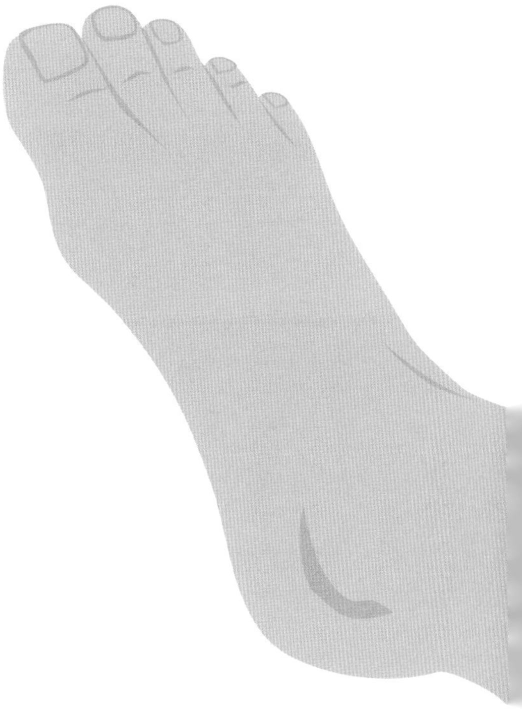

次ページからの質問に答えると経絡が滞っているゾーンがわかります！

Yesの合計はいくつ？ チェックテストの判定法

7～10個

経絡に詰まりがある状態です。

当てはまるゾーンから経絡ヨガのポーズを選び、できるだけ毎日続けて改善を目指しましょう。

4～6個

経絡が滞っていたり、乱れている可能性があります。

ゾーンに対応する経絡ヨガのポーズを積極的に取り入れ、不調の予防に努めて。

0～3個

経絡には大きな問題はありません。

どのゾーンからもヨガのポーズをまんべんなく取り入れることで、ベストな状態を維持できます。

E ゾーン

解説……P98
ヨガのポーズ
EASY……P102
HARD……P104

体	下痢や腹痛になりやすい	YES	NO
体	口臭が気になる	YES	NO
体	食後にお腹が張りやすい	YES	NO
体	湿度が高いところに弱い	YES	NO
体	舌や唇が大きく厚いほうだ	YES	NO
心	ストレスが胃に影響しやすい	YES	NO
心	取り越し苦労や、思い悩むことが多い	YES	NO
心	気づくと鼻歌を歌っている	YES	NO
心	愛想笑いをよくする	YES	NO
心	甘い物が特に好きだ	YES	NO
	YES の合計	個	

F ゾーン

解説……P106
ヨガのポーズ
EASY……P110
HARD……P112

体	足腰がだるくなりやすい	YES	NO
体	慢性的な腰痛がある	YES	NO
体	下半身に冷え・むくみがある	YES	NO
体	最近、老化現象が進んだ気がする	YES	NO
体	尿の切れが悪くなったのを感じる	YES	NO
心	嫌なことがあってもじっと我慢する	YES	NO
心	寒がりで冬は苦手なほうだ	YES	NO
心	一人でいる時間のほうが好きだ	YES	NO
心	ホットコーヒーが好き	YES	NO
心	お化け屋敷が得意ではない	YES	NO
	YES の合計	個	

G ゾーン

解説……P114
ヨガのポーズ
EASY……P118
HARD……P120

体	片頭痛を起こしやすい	YES　NO
体	目が疲れやすく、乾きやすい	YES　NO
体	めまいを起こすことがある	YES　NO
体	脇を伸ばすと特に気持ちがいい	YES　NO
体	気づくと首を伸ばすことが多い	YES　NO
心	よくため息をつく	YES　NO
心	春は調子が悪くなりやすい	YES　NO
心	最近、涙もろくなってきた	YES　NO
心	座ると脚を深めに組むことが多い	YES　NO
心	スポ根ドラマが好きだ	YES　NO

YES の合計	個

H ゾーン

解説……P122
ヨガのポーズ
EASY……P126
HARD……P128

体	お酒をよくたしなむ	YES　NO
体	肋《ろっ》骨《こつ》の間に指を入れると痛みや違和感がある	YES　NO
体	眼力があると言われる	YES　NO
体	嫌なことがあると血圧が上がる	YES　NO
体	スポーツが得意なほうである	YES　NO
心	怒りっぽいほうである	YES　NO
心	考える前に動いたほうがラクだと思う	YES　NO
心	カラオケで発散するのが好きだ	YES　NO
心	イライラして周囲に当たることがある	YES　NO
心	早起きは得意なほうだ	YES　NO

YES の合計	個

全身の経絡を効率よく整えて エネルギーで満たす

経絡《けいらく》太陽礼拝

12経絡にプラス!

「任脈《にんみゃく》」「督脈《とくみゃく》」を伸ばし 陰陽のバランスを整える

陽経

督脈

全身の陽経を統括し、脳、脊髄、腎と深くかかわる。背骨の後ろを通り、頭頂部を経由して鼻の下まで伸びる。

陰経

任脈

全身の陰経を統括し、婦人科や生殖器系と関連するのが任脈。体の前中心で、会陰部からあごの下までを通る。

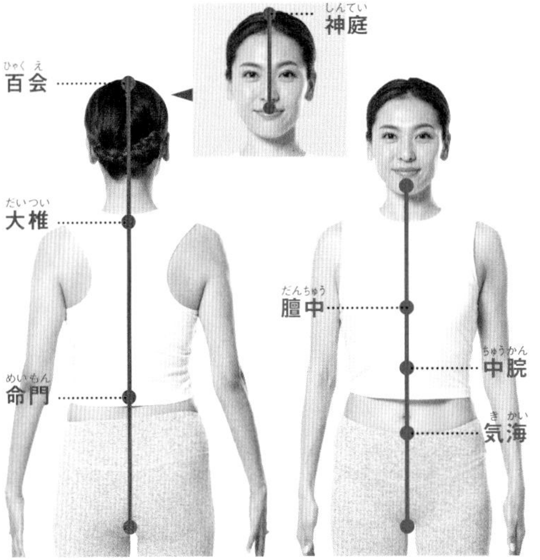

ポーズの見方

ポーズで伸ばす経絡は陰陽ごとに色分けされているので、参考に!

陰経を伸ばす
陽経を伸ばす
陰陽を同時に伸ばす

経絡太陽礼拝の 特徴とその効果

全身の経絡をまんべんなく伸ばして動かし、気のエネルギーを巡らせるのが経絡太陽礼拝の目的。それぞれの経絡を意識しながら、全身で呼吸をするイメージで行いましょう。トータルで行えば、心身がすっきり、リフレッシュする感覚が味わえます。

また、陰陽に分かれる経絡において、体の中央部を通り、それぞれを統括する働きを担うのが「任脈」と「督脈」です。経絡太陽礼拝では、背骨を前後に伸ばす連続ポーズを繰り返し行うことで、陰陽の気のエネルギーをバランスよく整える効果も期待できるのです。

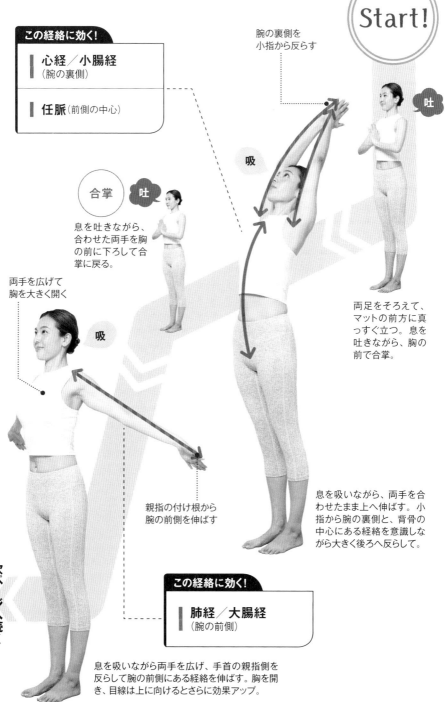

Start!

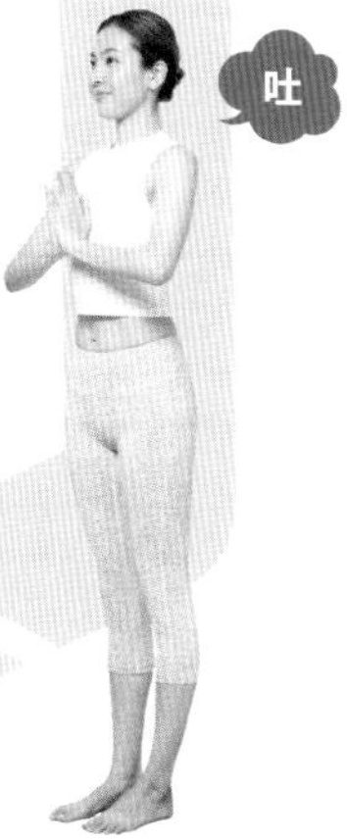

両足をそろえて、マットの前方に真っすぐ立つ。息を吐きながら、胸の前で合掌。

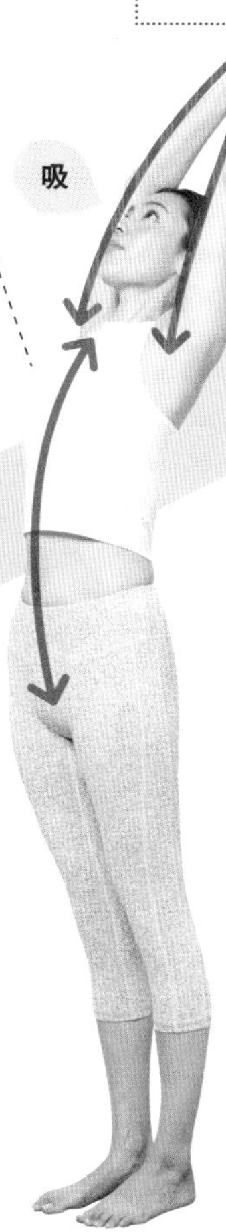

腕の裏側を小指から反らす

この経絡に効く!

心経／小腸経
（腕の裏側）

任脈（前側の中心）

息を吸いながら、両手を合わせたまま上へ伸ばす。小指から腕の裏側と、背骨の中心にある経絡を意識しながら大きく後ろへ反らして。

合掌

息を吐きながら、合わせた両手を胸の前に下ろして合掌に戻る。

両手を広げて胸を大きく開く

親指の付け根から腕の前側を伸ばす

この経絡に効く!

肺経／大腸経
（腕の前側）

息を吸いながら両手を広げ、手首の親指側を反らして腕の前側にある経絡を伸ばす。胸を開き、目線は上に向けるとさらに効果アップ。

次ページへ続く

前ページからの続き

手首を反らして
腕の内側を伸ばす

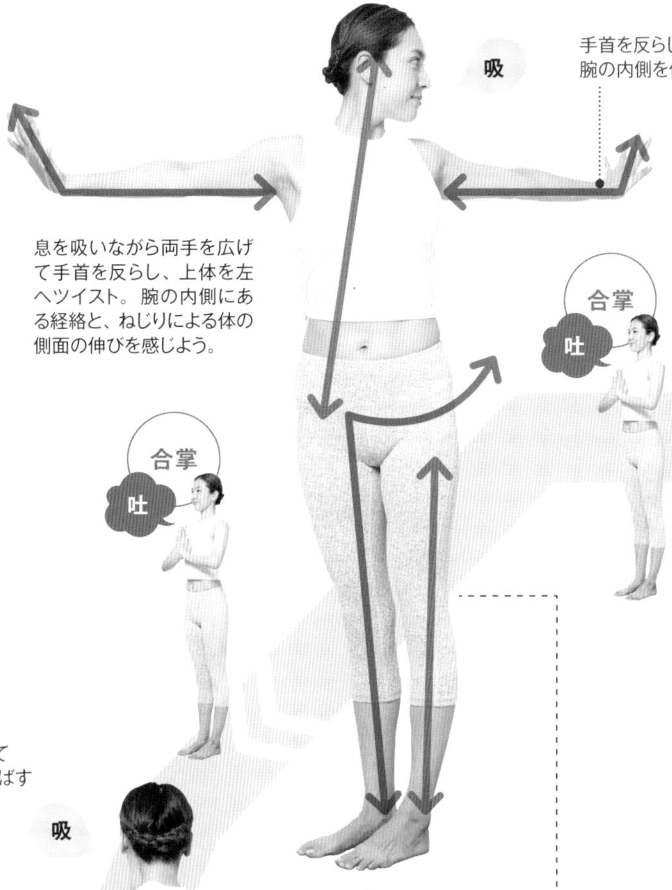

息を吸いながら両手を広げて手首を反らし、上体を左へツイスト。 腕の内側にある経絡と、ねじりによる体の側面の伸びを感じよう。

手首を反らして
腕の内側を伸ばす

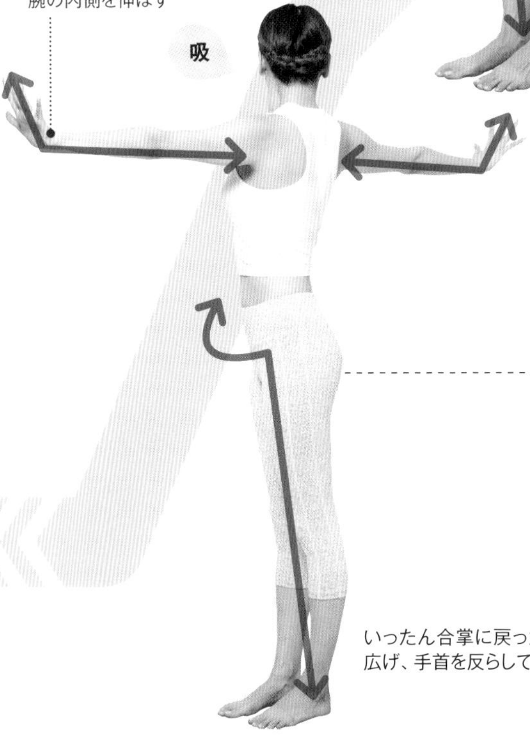

この経絡に効く!

- **心包経**（腕の内側）
- **胆経**（体の側面）
- **肝経**（ねじり）

いったん合掌に戻った後、同様に両手を広げ、手首を反らして上体を右へツイスト。

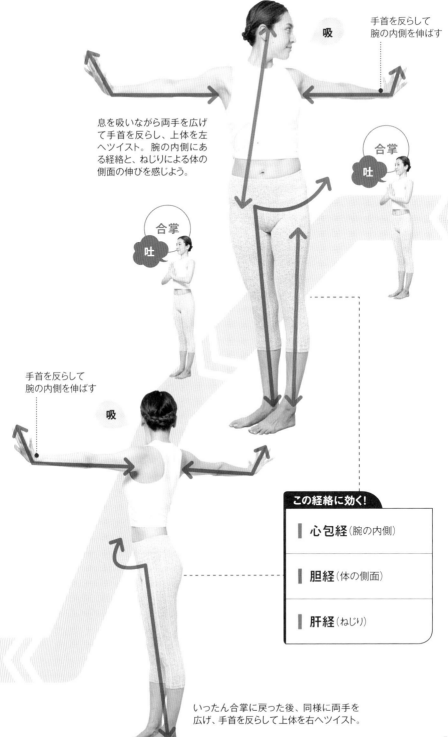

経絡太陽礼拝

息を吐きながら、両手を前に下ろして前屈。背中はあえて丸めることで、脚の裏側から通る経絡をひと続きのラインで伸ばしていく。

この経絡に効く!

腎経／膀胱経（背面側）
督脈（後ろ側の中心）

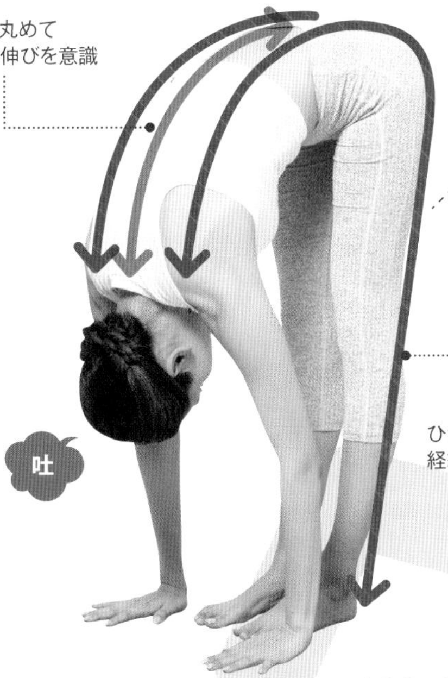
背中を丸めて
経絡の伸びを意識
ひざ裏にある
経絡も伸ばす

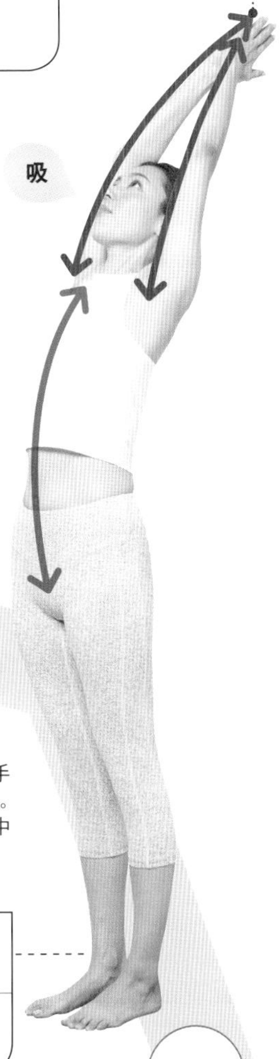
腕の裏側を
小指から反らす

息を吸いながら、合掌した両手を伸ばして大きく後ろへ反らす。小指から腕の裏側と、背骨の中心にある経絡のラインを意識。

この経絡に効く!

心経／小腸経（腕の裏側）
任脈（前側の中心）

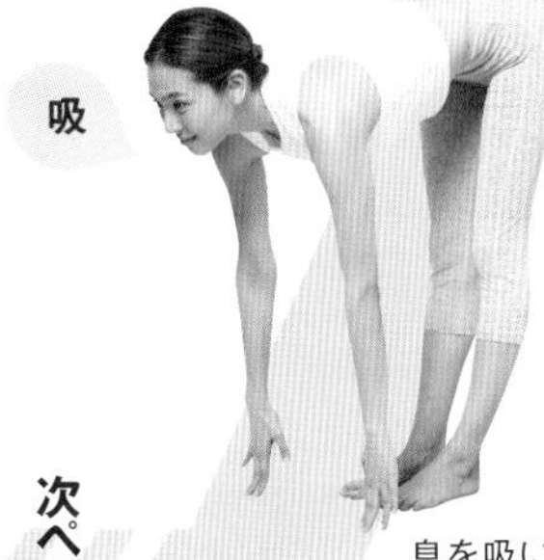

息を吸いながら、ひざを伸ばしたままいったん顔を上げて胸を反らす。

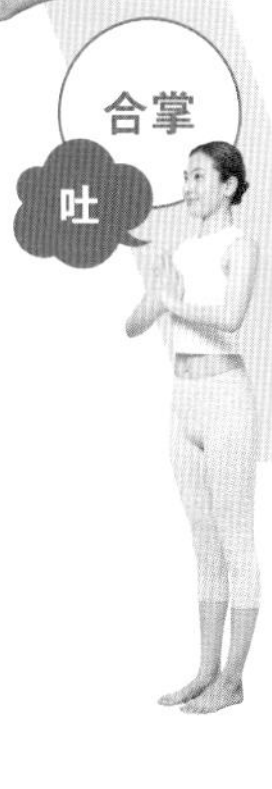

次ページへ続く

前ページからの続き

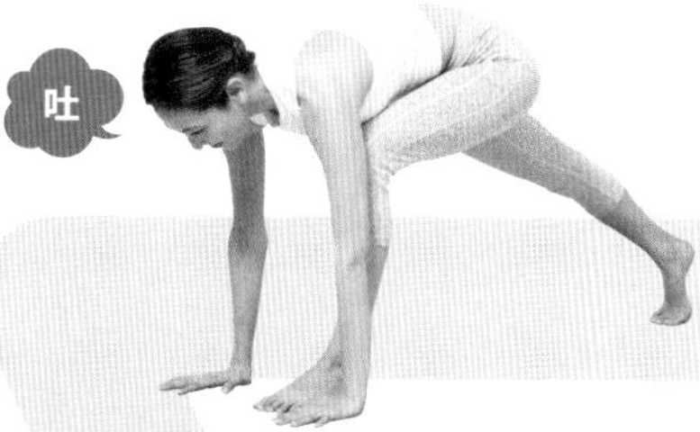

息を吐きながら、右足を後ろへ大きく引き、さらに左足も引いて両脚をそろえたら、腕を真っすぐにして上体を支える。

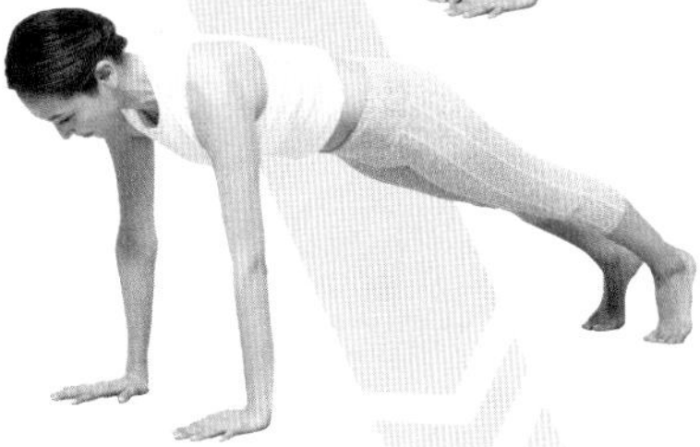

この経絡に効く!

心包経（腕の裏側）

続けて息を吐きながら両腕を曲げ、上体を床に近づける。ひじはなるべく90度に曲げ、経絡がある腕の裏側をしっかり使うように意識。

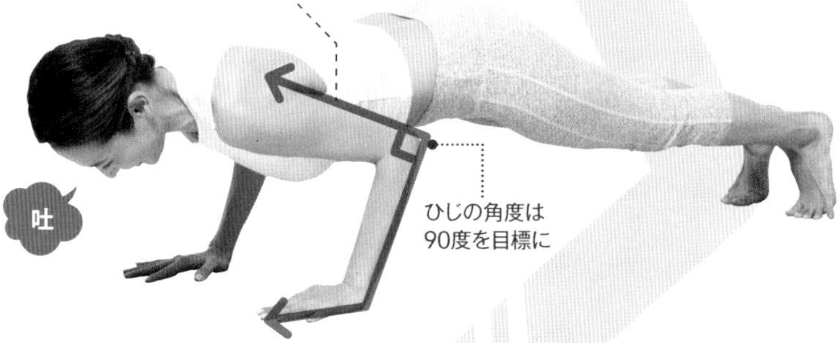

この経絡に効く!

脾《ひ》経《けい》／胃経（体の前側）

任脈（前側の中心）

息を吸って上体を前に押し出し、腕を伸ばして背骨の前にある経絡を大きく反らす。脚の前側から上体へ続く経絡も、足の甲とそけい部を床に押し付けてしっかり伸ばす。

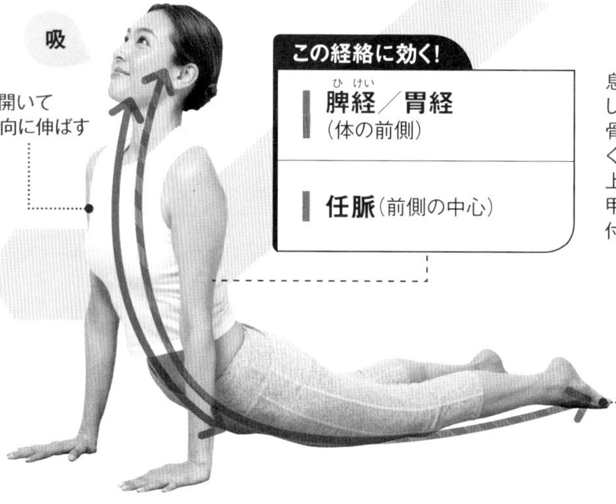
胸を開いて
縦方向に伸ばす
足の甲は床に
しっかりつける

次ページへ続く

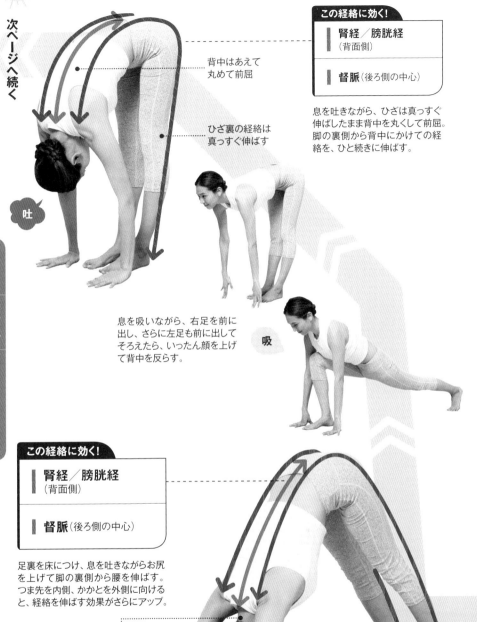

この経絡に効く!

腎経／膀胱経
（背面側）

督脈（後ろ側の中心）

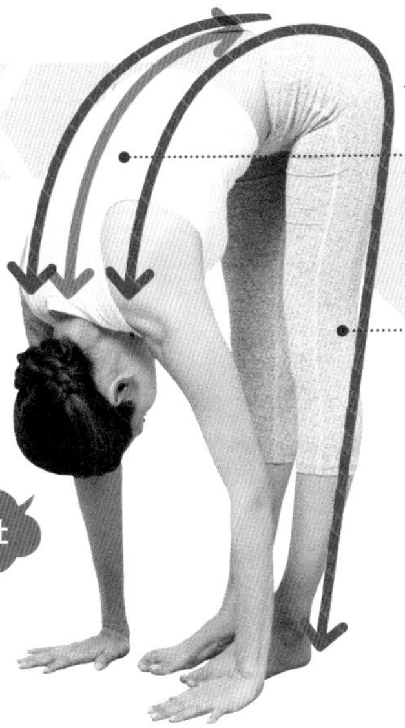

背中はあえて
丸めて前屈

ひざ裏の経絡は
真っすぐ伸ばす

吐

息を吐きながら、ひざは真っすぐ伸ばしたまま背中を丸くして前屈。脚の裏側から背中にかけての経絡を、ひと続きに伸ばす。

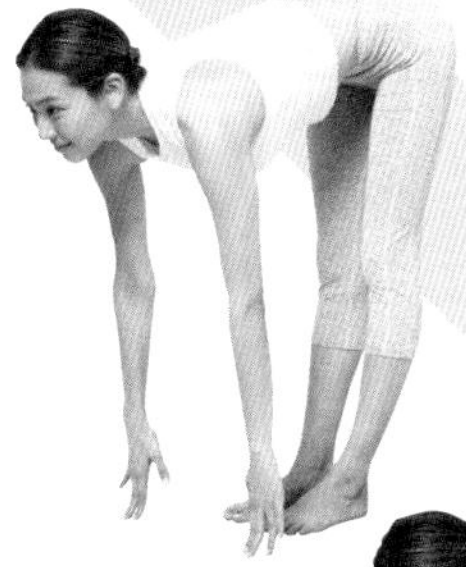

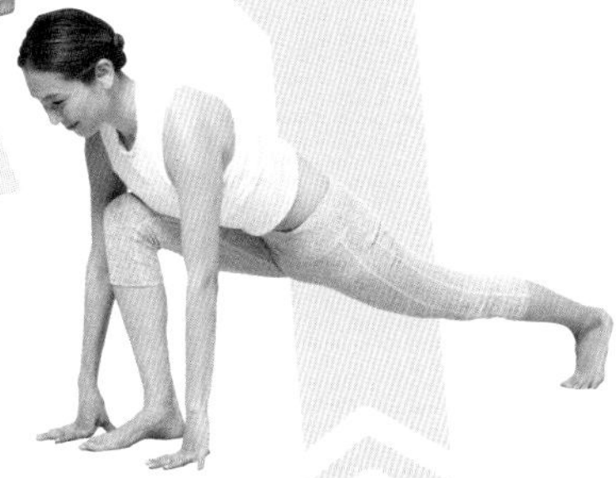

吸

息を吸いながら、右足を前に出し、さらに左足も前に出してそろえたら、いったん顔を上げて背中を反らす。

この経絡に効く!

腎経／膀胱経
（背面側）

督脈（後ろ側の中心）

足裏を床につけ、息を吐きながらお尻を上げて脚の裏側から腰を伸ばす。つま先を内側、かかとを外側に向けると、経絡を伸ばす効果がさらにアップ。

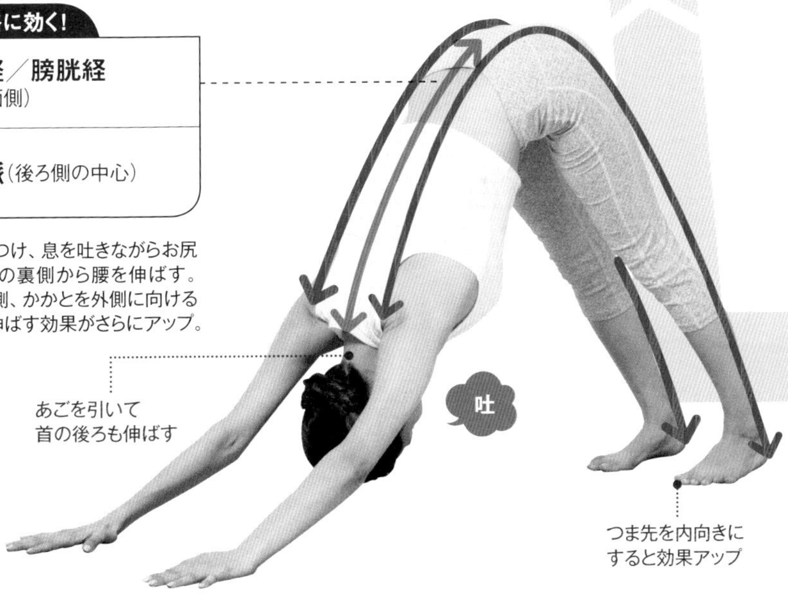

あごを引いて
首の後ろも伸ばす

吐

つま先を内向きに
すると効果アップ

Part 2 経絡ヨガ 太陽礼拝

前ページからの続き

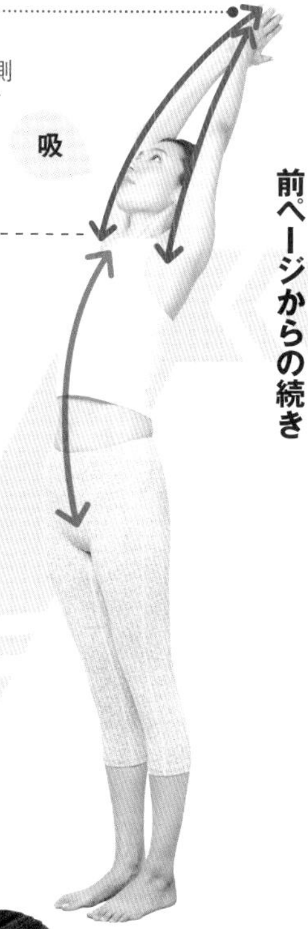

小指から腕の裏側
をしっかり伸ばす

この経絡に効く!

- **心経／小腸経**（腕の裏側）
- **任脈**（前側の中心）

息を吸いながら上体を起こして両手を合わせ、小指から腕の裏側と、背骨の中心にある経絡を伸ばして後ろへ大きく反らす。息を吐きながら合掌に戻る。

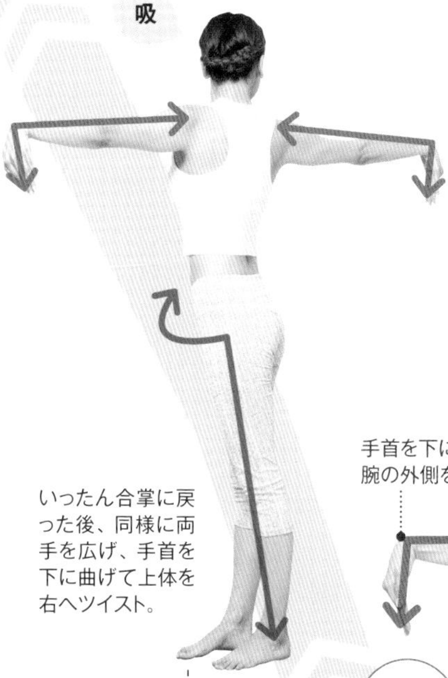

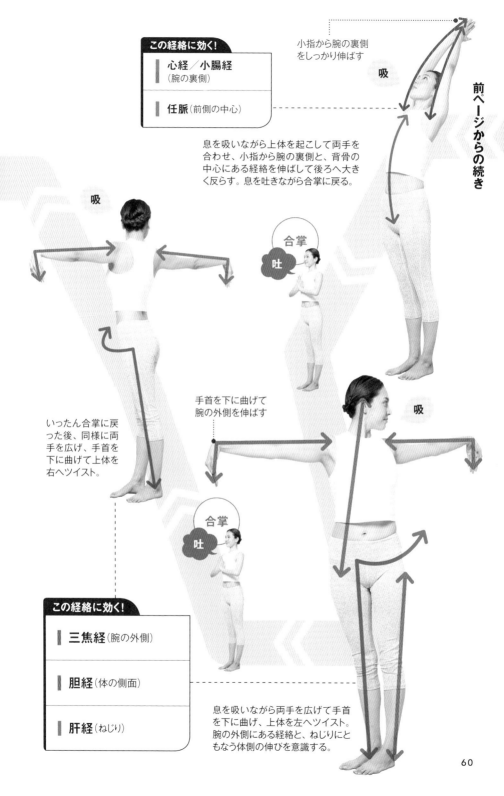

いったん合掌に戻った後、同様に両手を広げ、手首を下に曲げて上体を右へツイスト。

手首を下に曲げて
腕の外側を伸ばす

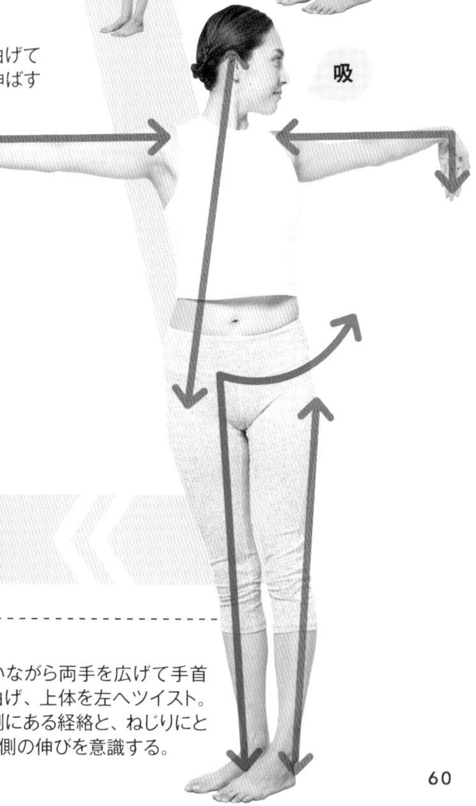

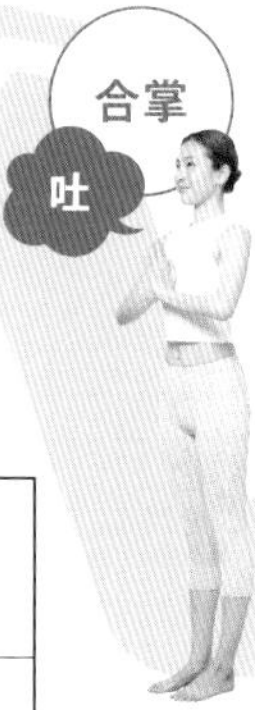

この経絡に効く!

- **三焦経**（腕の外側）
- **胆経**（体の側面）
- **肝経**（ねじり）

息を吸いながら両手を広げて手首を下に曲げ、上体を左へツイスト。腕の外側にある経絡と、ねじりにともなう体側の伸びを意識する。

Finish!

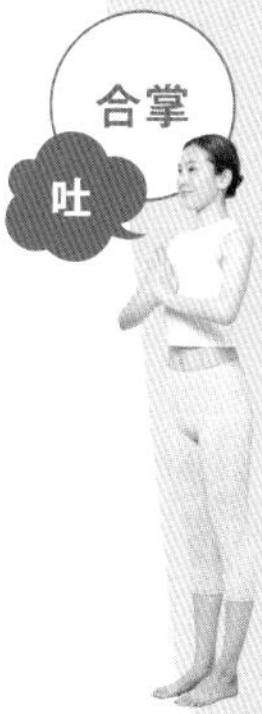

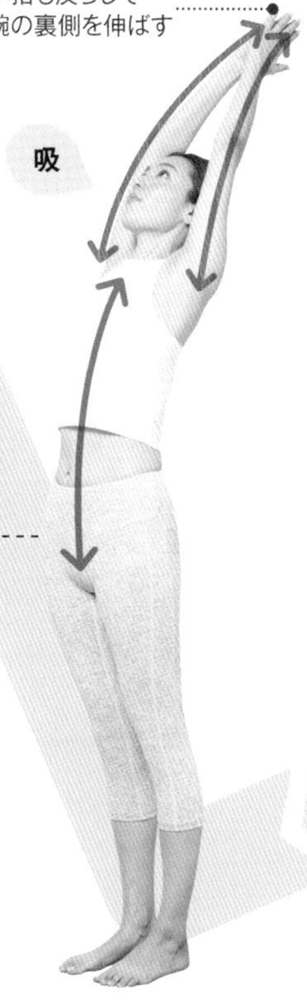

小指も反らして
腕の裏側を伸ばす

この経絡に効く!

心経／小腸経
（腕の裏側）

任脈（前側の中心）

息を吸いながら、合掌した両手を上へ伸ばす。上体を大きく後ろへ反らし、小指から腕の裏側と、背骨の中心にある経絡を意識。

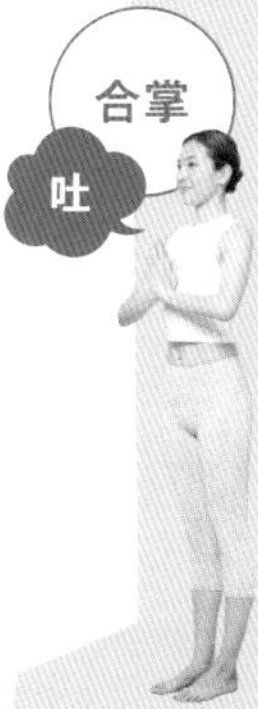

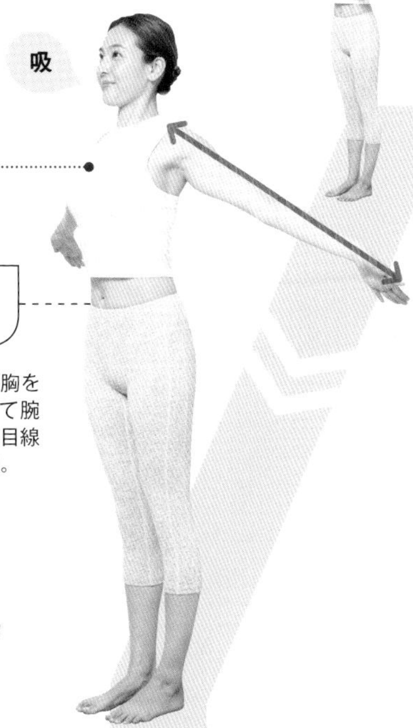

胸を大きく開いて
腕の前側を伸ばす

この経絡に効く!

肺経／大腸経
（腕の前側）

息を吸いながら両手を広げて胸を開き、手首の親指側を反らして腕の前側にある経絡を伸ばす。目線は上に向けると、さらに効果的。

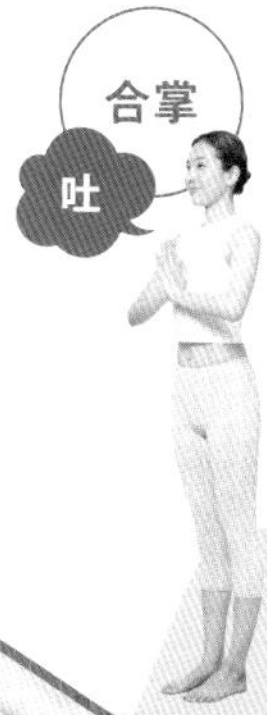

ウオーミングアップ①

手足のツボ刺激

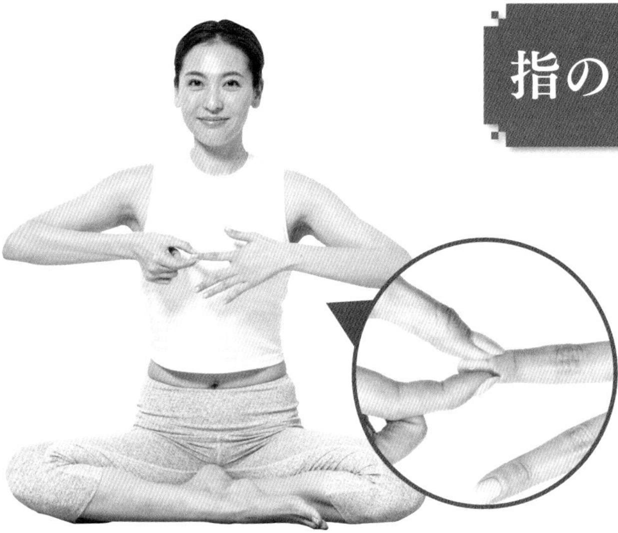

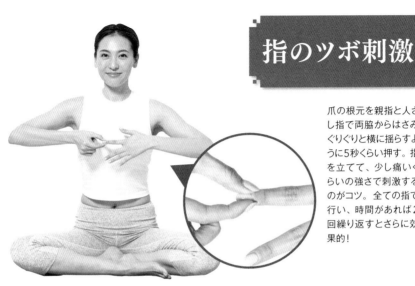

指のツボ刺激

爪の根元を親指と人さし指で両脇からはさみ、ぐりぐりと横に揺らすように5秒くらい押す。指を立てて、少し痛いくらいの強さで刺激するのがコツ。全ての指で行い、時間があれば2回繰り返すとさらに効果的！

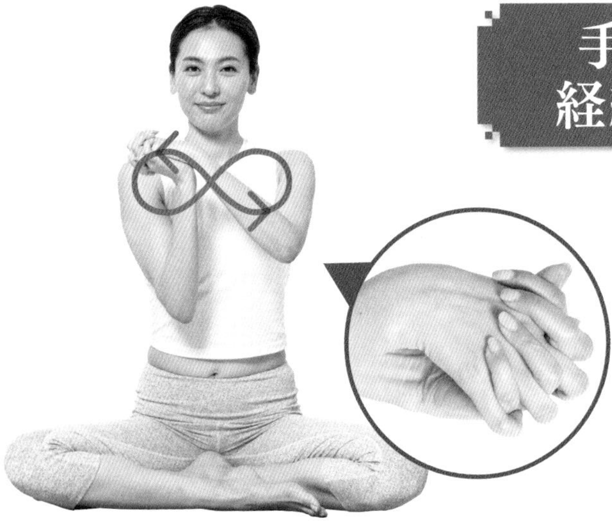

手首の経絡回し

両手の指を組み、手の甲を上下に返すようにしながら、手首をゆっくり大きく回す。10秒くらい行ったら、反対回しにもチャレンジ。

手や足の指先には、経絡の末端にあるツボが多数存在します。
また、手首や足首のまわりにも重要なツボが集中するため、
ウォーミングアップではまず、こうしたツボをまとめて刺激。
“気”を流し、末端から経絡の詰まりを改善していきます。

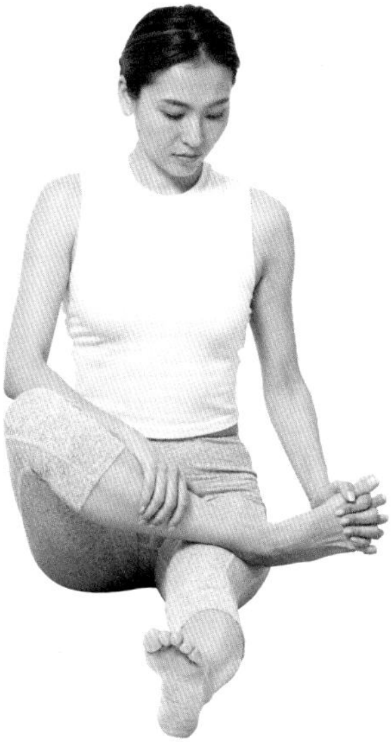

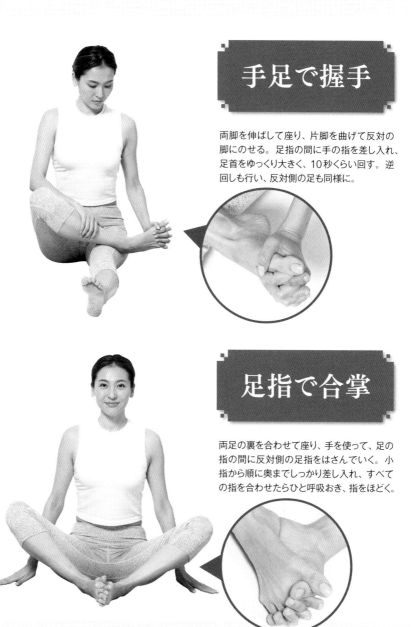

手足で握手

両脚を伸ばして座り、片脚を曲げて反対の脚にのせる。足指の間に手の指を差し入れ、足首をゆっくり大きく、10秒くらい回す。逆回しも行い、反対側の足も同様に。

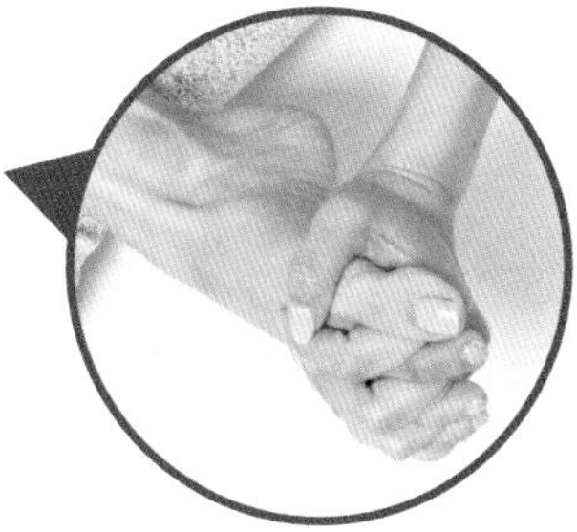

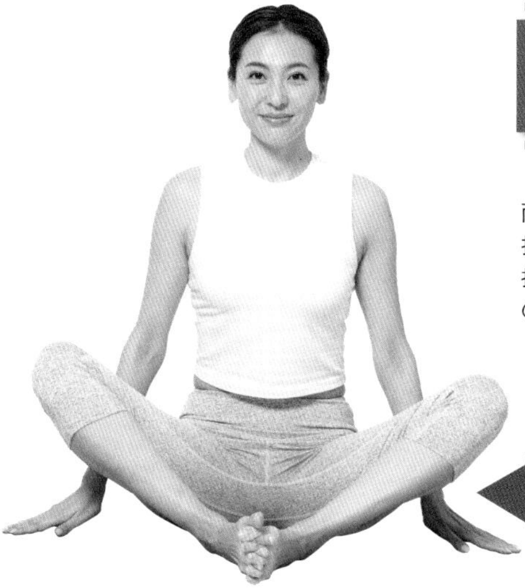

足指で合掌

両足の裏を合わせて座り、手を使って、足の指の間に反対側の足指をはさんでいく。小指から順に奥までしっかり差し入れ、すべての指を合わせたらひと呼吸おき、指をほどく。

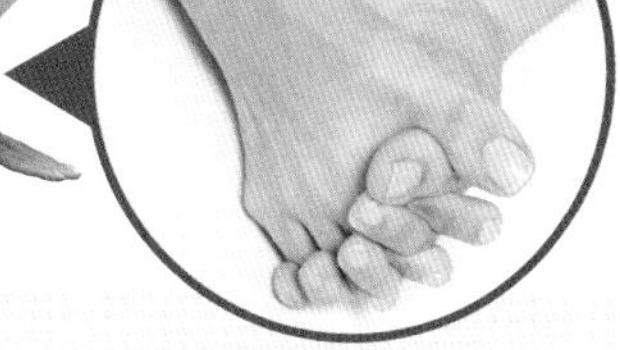

ウオーミングアップ②

皮膚たたき

手の経絡をたたいて流す

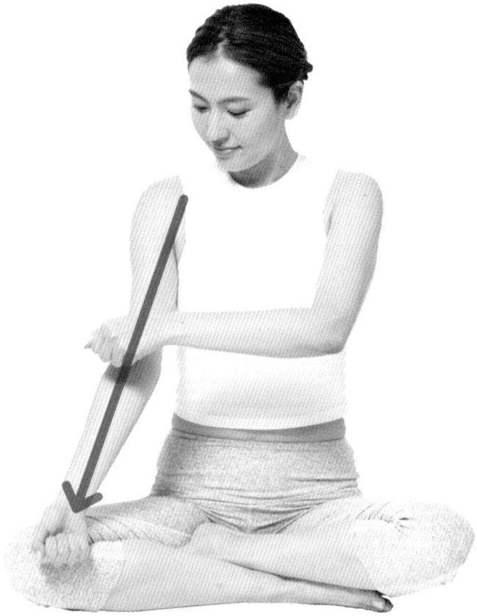

内側（陰経）

＝

上から下へ（遠心性）

まずは「陰」の気が流れる腕の内側の経絡を流すことからスタート。腕の付け根から手首の先まで、こぶしを握った反対の手で軽くポンポンとたたいていく。同じ方向で４回ほど繰り返し、反対側も同様に行う。

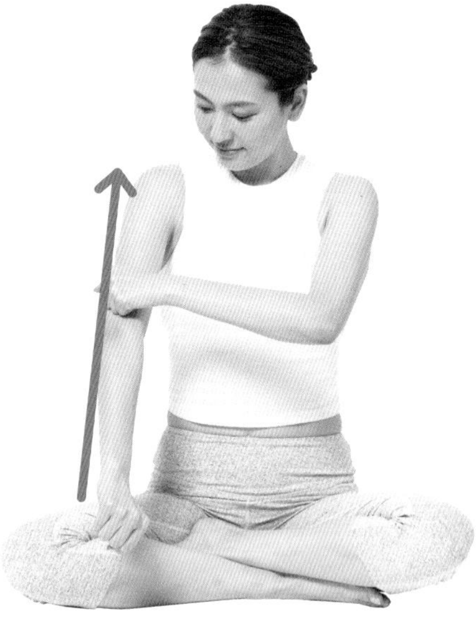

外側（陽経）

＝

下から上へ（求心性）

次は、「陽」の気が流れる腕の外側の経絡を流す。手首から肩の外側まで、反対の手のこぶしでポンポンとたたきあげて。同じ方向で4回ほど繰り返し、反対側も同様に行う。

続いては、経絡に沿って腕と脚をたたき“気”の流れを良くする
ウォーミングアップを。気の流れが内に向かう「求心性」、
外に向かう「遠心性」は陰陽の気が流れる手足の経絡でそれぞれ
異なるため(P17参照)、その流れに沿って行うことが大切です。

足の経絡をたたいて流す

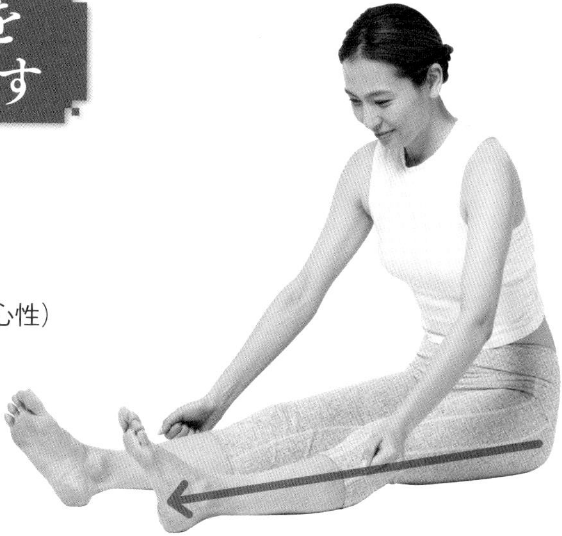

外側(陽経)

＝

上から下へ(遠心性)

「陽」の気が流れる脚の外側の経絡は、脚の付け根から足首に向かって、両手のこぶしで軽くポンポンとたたいていく。同じ方向で4回ほど繰り返す。

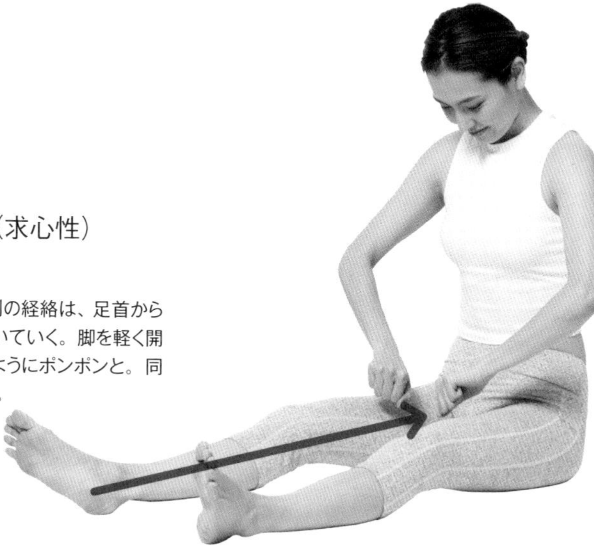

内側(陰経)

＝

下から上へ(求心性)

「陰」の気が流れる脚の内側の経絡は、足首から脚の付け根に向かってたたいていく。脚を軽く開いて、両手のこぶしで流すようにポンポンと。同じ方向に、4回ほど繰り返す。

手の太《たい》陰《いん》肺《はい》経《けい》
手の陽《よう》明《めい》大《だい》腸《ちょう》経《けい》

呼吸器系や乾燥、免疫力低下による不調に

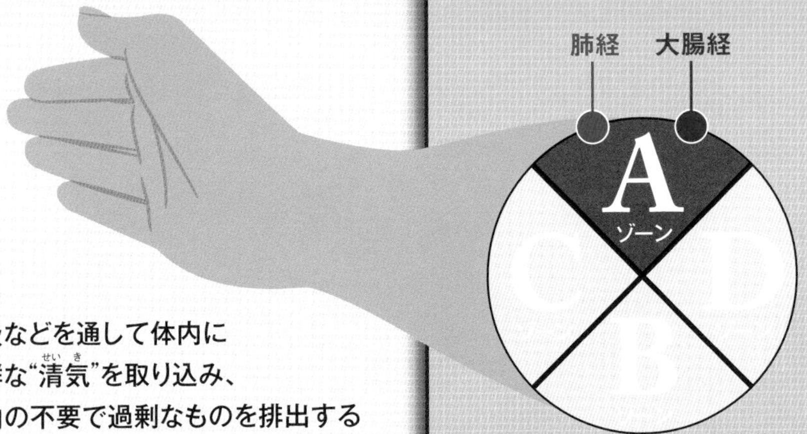

呼吸などを通して体内に
新鮮な“清《せい》気《き》”を取り込み、
体内の不要で過剰なものを排出する
フィルターの役割を担うこのゾーン。
さらに全身に水分を巡らせたり
お通じの働きを整えたりするほか、
免疫機能をケアするという
役割もあります。

こんな不調の人に

- 便秘
- 鼻づまり
- ぜんそく
- 息切れ
- アレルギー性鼻炎
- カゼをひきやすい体質
- 皮膚疾患
- 乾燥肌
- シワ

伸ばすのはこの経絡

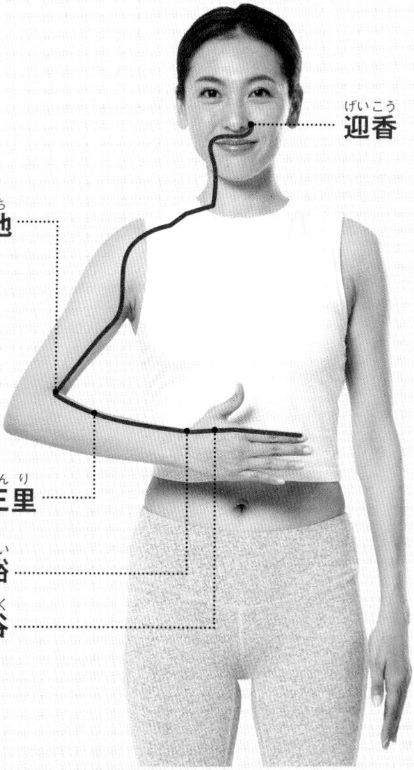

大腸経

人さし指の爪の外側から付け根の骨に沿って、腕の外側上部を上へ向かう。さらに肩からあごの前につながり、反対側の鼻の外側へと続く。

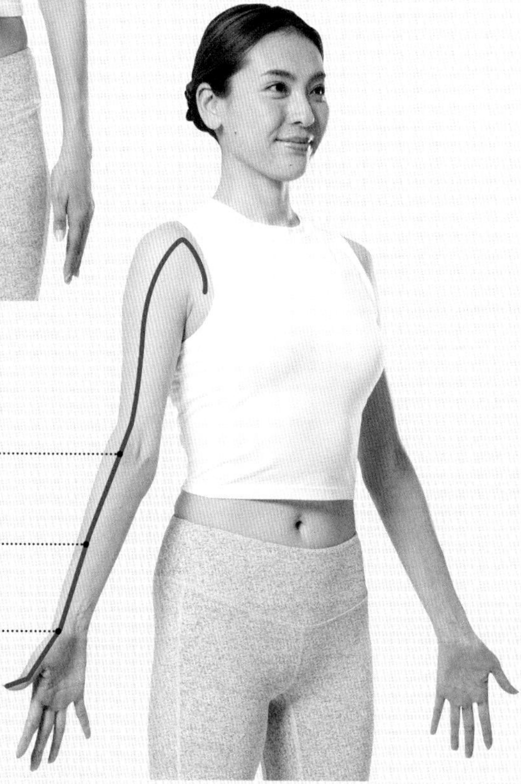

肺経

肩から体の表面に現れ、ここから腕の内側上部に伸びる。さらに手首の親指側の側面を通り、親指の爪の、外側の際までつながる。

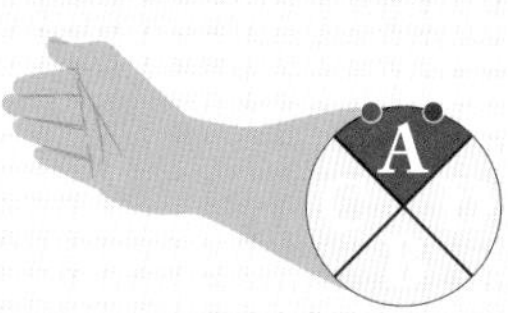

手の太陰肺経
手の陽明大腸経

経絡の詰まりをCHECK！

手を自分から見た場合、親指側からつながる腕の側面を通るのがAゾーンの肺経と大腸経。ここを伸ばして痛みやだるさ、つっぱり感がある場合は、経絡の詰まりがあると考えて。

肩関節

CHECK！ → 前側

胸を開き、肩関節から腕を伸ばして後ろに引く。腕の前側が伸ばしにくいかをチェック。

手首

CHECK！ → 親指側

手首を親指側から曲げたとき、側面が伸ばしづらかったり、違和感があるかを確認しよう。

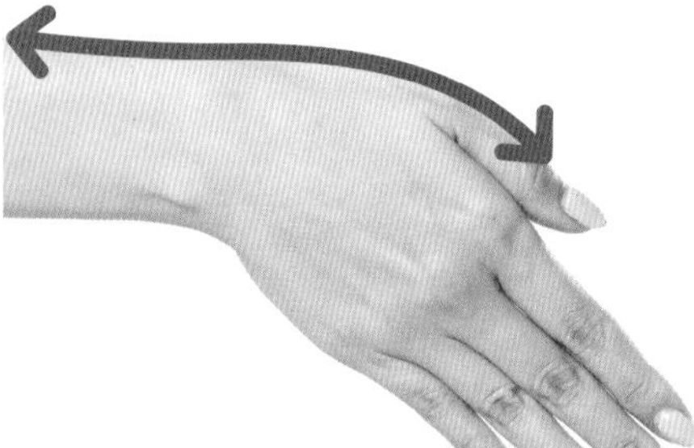

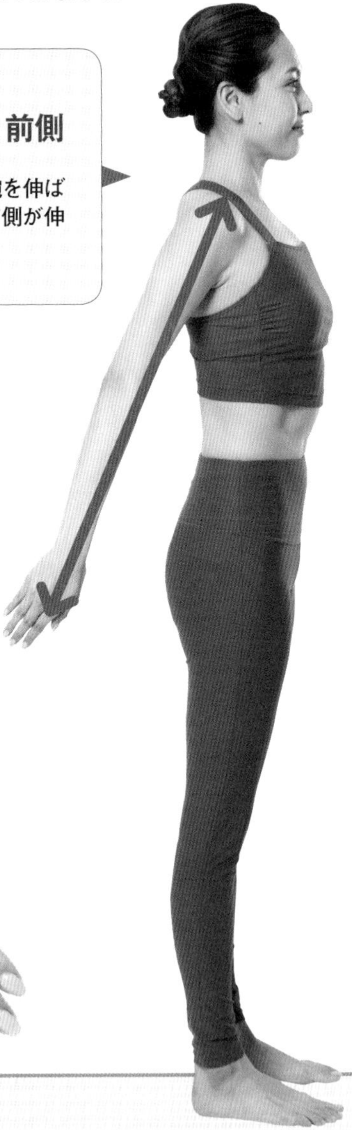

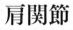

呼吸とともに、古くなった体内の〝濁気《だくき》〟を吐き出し、代わりに新鮮な〝清気《せいき》〟を取り込む働きを担うのが「肺経」。さらに体内の不要なもの、過剰なものを排出するフィルターとしての役割も果たします。そのため肺が弱ると、呼吸器系や鼻のトラブルをはじめ、寒さ・暑さの刺激に敏感になることでの変調を引き起こすと考えられているのです。

また肺経には、体内の水分を巡らせ、行き渡らせる働きも。さらに、肺経と交わり、対になって働く「大腸経」とともに、免疫力にも深くかかわります。大腸が担うのは、小腸の不要物からさらに水分を排出し、便をつくる働き。肺経・大腸経が流れる腕の前側のAゾーンを刺激すると、便秘や乾燥による不調、アレルギー症状の緩和なども期待できるでしょう。

経絡を流すヨガのポーズ

手の太陰肺経
手の陽明大腸経

A ゾーン

EASY

腕を伸ばす 立位の開脚前屈

**腕の前側にあるAゾーンを、前屈とともに引き伸ばすポーズ。
開脚による安定した土台を保ちながら、重力とともに
経絡が少しずつ伸ばされる、その心地よさが感じられるでしょう。**

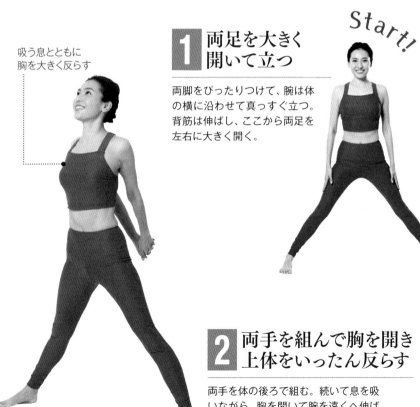

Start!

1 両足を大きく開いて立つ

両脚をぴったりつけて、腕は体の横に沿わせて真っすぐ立つ。背筋は伸ばし、ここから両足を左右に大きく開く。

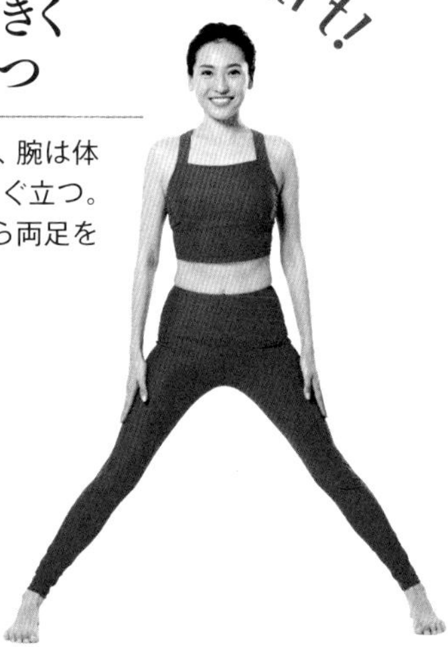

2 両手を組んで胸を開き上体をいったん反らす

両手を体の後ろで組む。続いて息を吸いながら、胸を開いて腕を遠くへ伸ばし、いったん上体ごと大きく反らす。

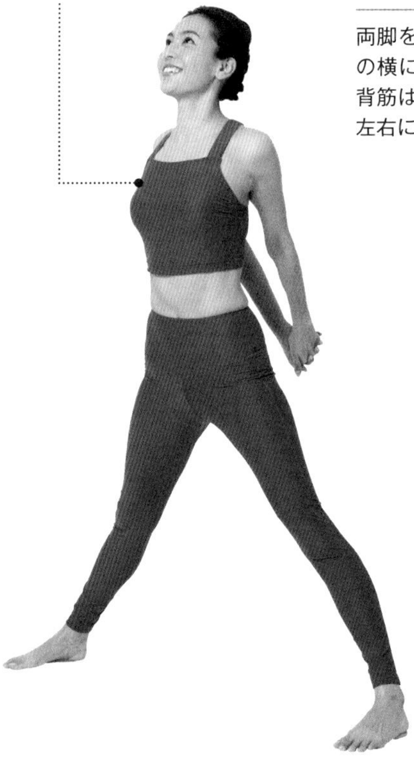
吸う息とともに
胸を大きく反らす

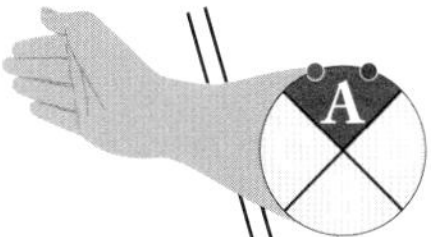

前屈による重力を使って腕の前側を体から引き離す

Finish!

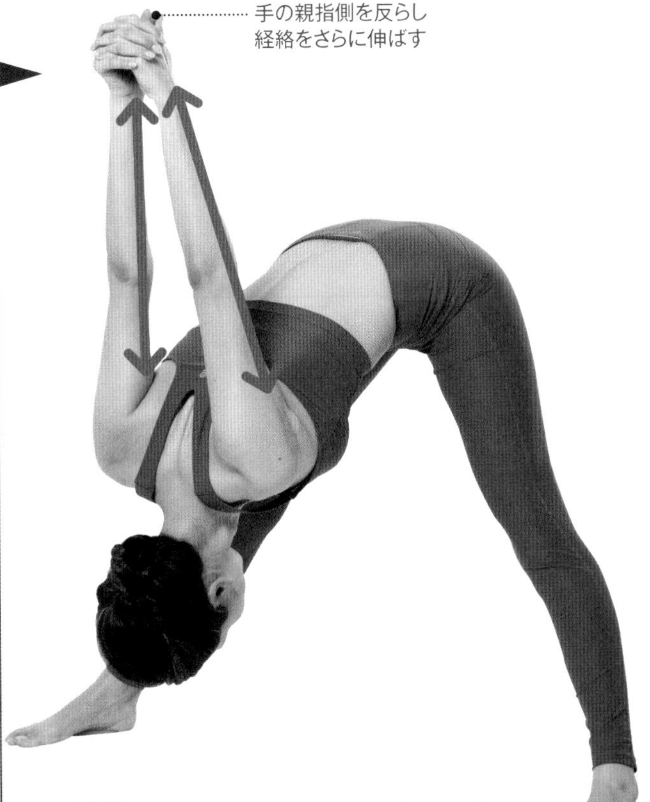

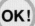

経絡 POINT

手のひらをしっかり合わせて腕の前側にある経絡を刺激

両手をぴったりつけることで脇が締まり、腕の前側がしっかり伸ばせる。さらに手首を親指側から反すのが、経絡を伸ばして刺激するポイントに。

OK!

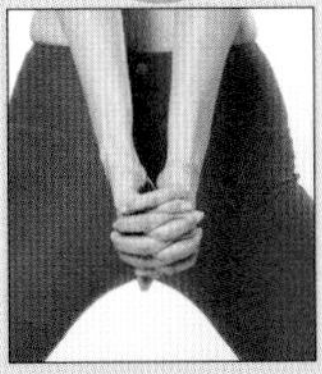

NG

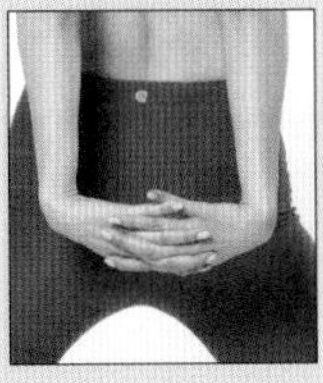

3 上体を両手ごと前に倒し腕の前側に呼吸を送る

息を吐きながら、組んだ両手ごと上体を前に倒す。腕の前側にある経絡のラインを意識し、そこへ呼吸を送るイメージでキープ。5呼吸繰り返し、息を吸いながらゆっくり戻る。

手の太陰肺経
手の陽明大腸経

A
ゾーン

HARD

腕と体の前側を伸ばすポーズ

筋肉が収縮するとき、その両端にある腱《けん》には伸びる力が働いています。ここでは腕の前側に力を入れつつ、そこへ呼吸を送るイメージで経絡の伸びを感じることがポイントです。

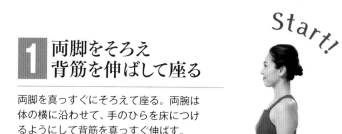

Start!

1 両脚をそろえ背筋を伸ばして座る

両脚を真っすぐにそろえて座る。両腕は体の横に沿わせて、手のひらを床につけるようにして背筋を真っすぐ伸ばす。

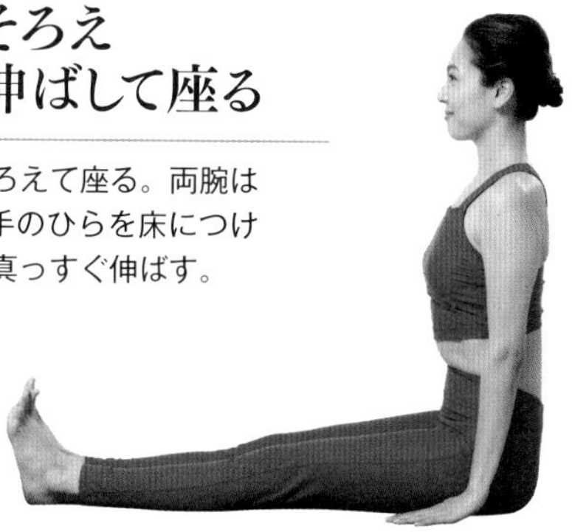

2 指先を後ろ向きにして体を支えるように床に置く

両手の指先を後ろに向け、体からやや離して床につける。さらにいったん胸を反らしながら、ひと呼吸、息を吸って吐く。

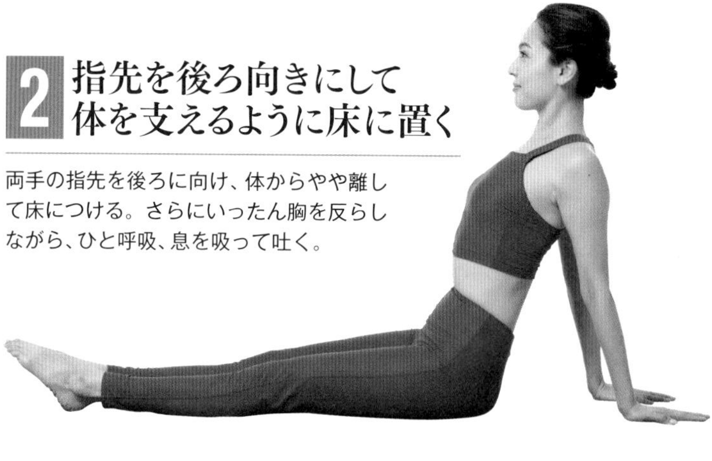

手を後ろに向けて体を支え経絡に負荷をかけて刺激する

3 全身を一直線にして腕の前側へ呼吸を送る

Finish!

息を吸いながら、お尻を上げて全身を一直線に。体を支える腕の前側を意識しながら、ここへ呼吸を送るイメージで5呼吸キープ。息を吐きながら、お尻を下ろして戻る。

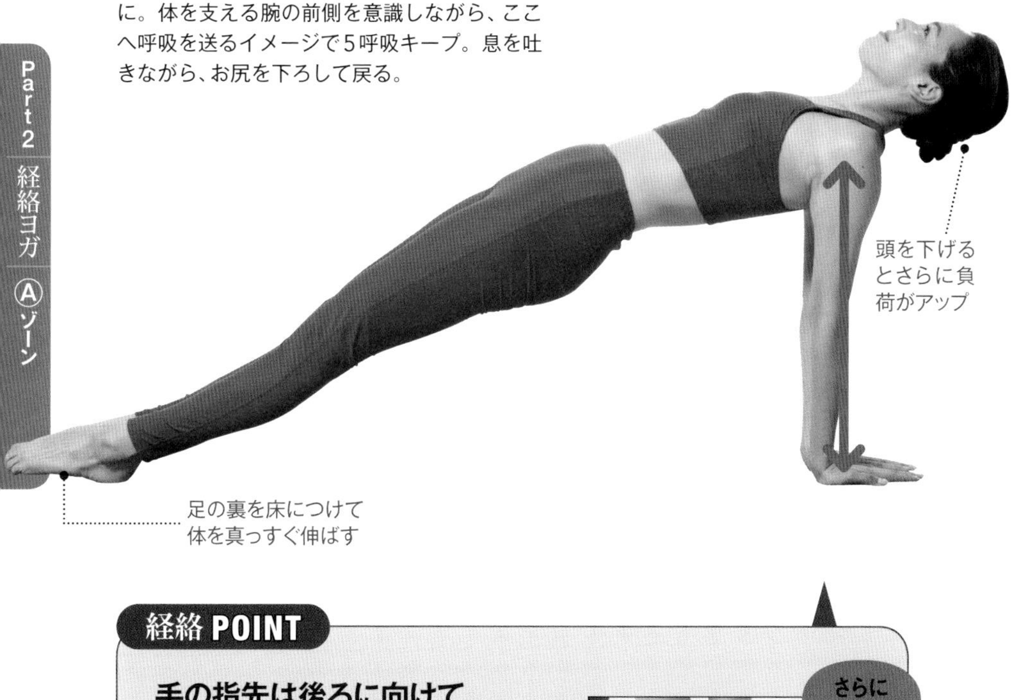
頭を下げるとさらに負荷がアップ
足の裏を床につけて体を真っすぐ伸ばす

経絡 POINT

手の指先は後ろに向けて小指をつけると強度が高まる

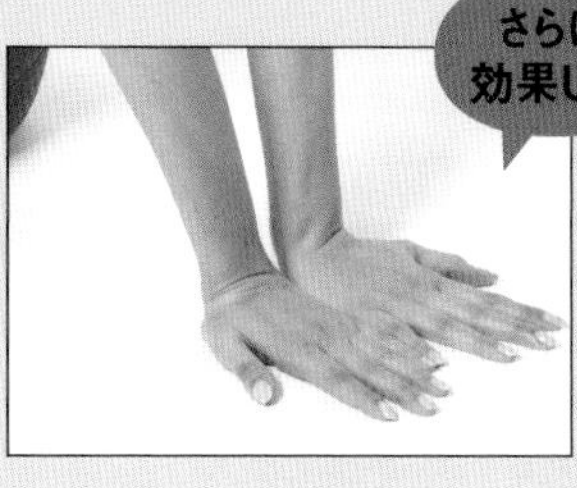

手を前に向ける一般のヨガポーズと異なり、手を後ろ向きにするのがポイント。余裕があれば小指同士を近づけると脇が締まり、経絡がより刺激される。

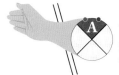

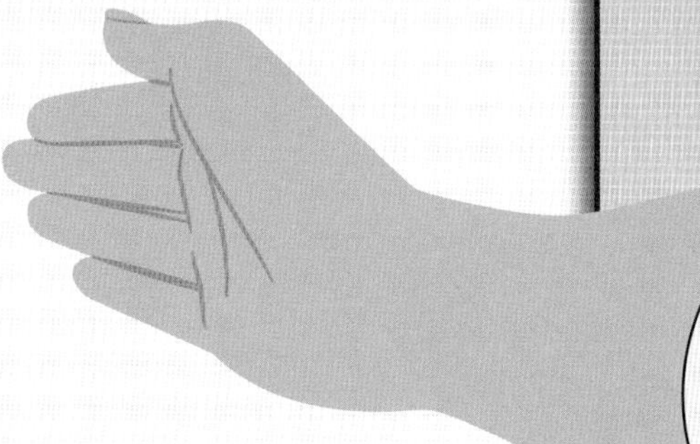

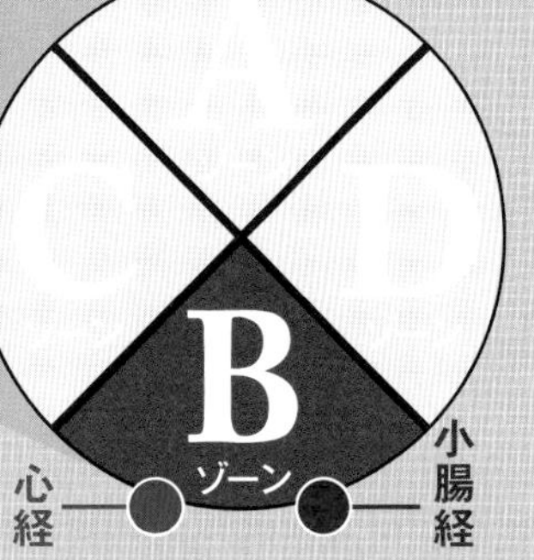

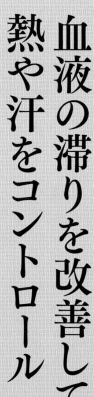

手の少陰心経《しょういんしんけい》
手の太陽小腸経《たいようしょうちょうけい》

血液の滞りを改善して熱や汗をコントロール

全身に血流を巡らせる心経は
思考や感情、睡眠の質にも深く
かかわります。これと対になる
小腸経は、肩甲骨から
首へとつながる経絡。
滞りを改善することで
肩まわりの不調もスッキリ！

こんな不調の人に

- 肩こり
- 五十肩
- 更年期症状
- 動悸《どうき》
- 不眠
- 睡眠が浅い
- ストレス
- 多汗

伸ばすのはこの経絡

小腸経

小指の爪の外側から始まり、腕の外側下部を通って肩関節へ。さらに肩甲骨を経由して首の側面を通り、顔へと続く。

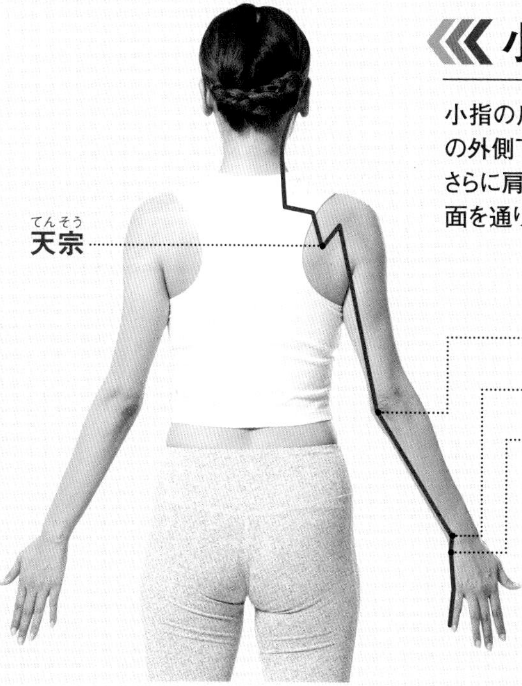

心経

脇の下から体表に現れ、腕の内側下部を通る。ここから手のひらの小指側を経由して、最後は小指の爪の内側の際で終わる。

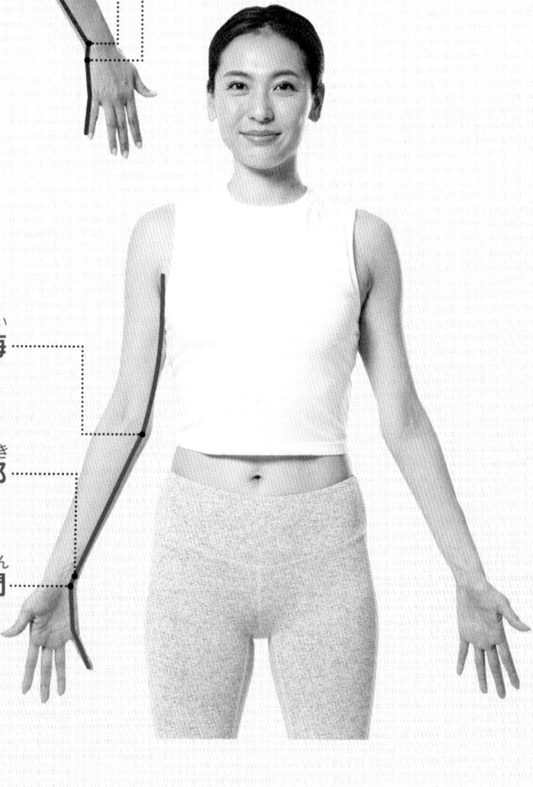

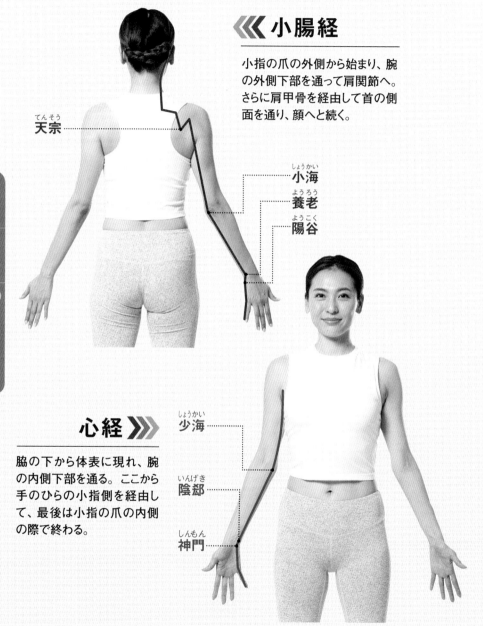

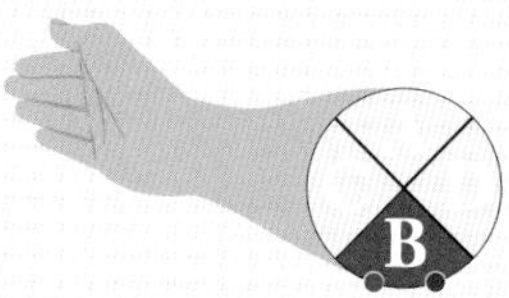

手の少陰心経
手の太陽小腸経

経絡の詰まりをCHECK!

小指側から続く腕の裏側にあるのが、Bゾーンの心経と小腸経。小指側から手や腕を伸ばしたとき、痛みや違和感、動きづらさがあれば、この部分の経絡が詰まっている証拠。

肩関節

CHECK! → 後ろ側

肩関節から腕を真っすぐ伸ばして上げる。小指側から腕の後ろに違和感があるか確認。

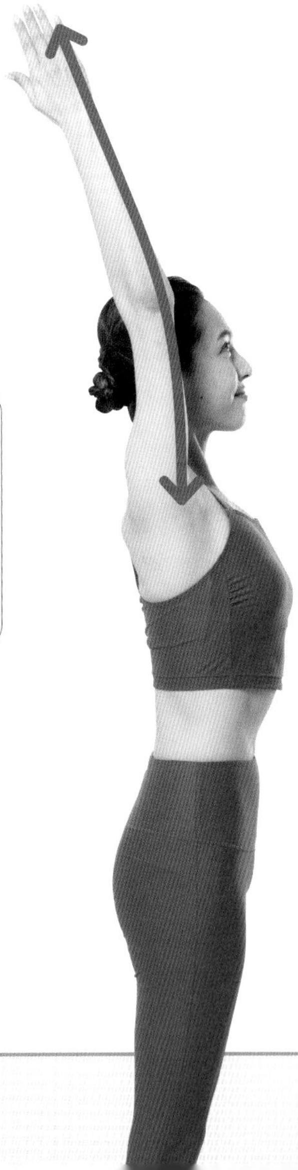

手首

CHECK! → 小指側

手首を小指側から上に曲げたとき、側面につっぱり感や、動きづらさがあるかをチェック。

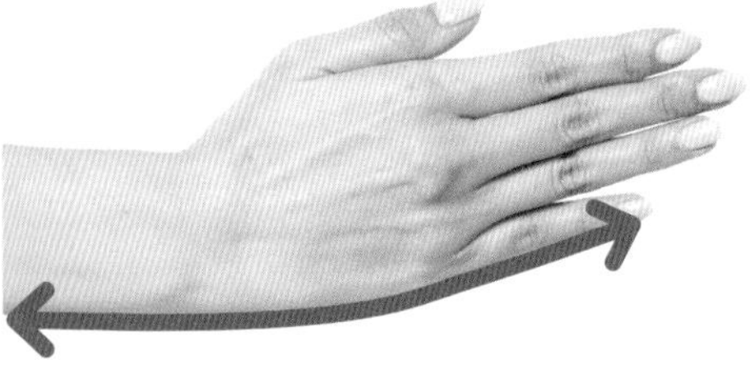

それぞれが固有の働きを持ち、相互に影響し合う五臓六腑すべてを統括するのが「心経」。生命活動における司令塔としての役割を担い、その影響は肉体だけでなく、思考や感情、記憶や睡眠といった脳神経系の機能にも及びます。

また心経には全身の血流を巡らせるポンプとしての働きもあり、循環器系の症状に関連します。しかも強い〝陽〟の気を持つため、心経が滞ってバランスが乱れると、体内に熱がこもった状態に。イライラなど精神面の不調が表れます。

心経が小指で交わるのが、飲食物を栄養分と不要物に選別する働きを担う「小腸経」です。肩甲骨から首へとつながる経絡のため、これらが流れる腕の裏側のBゾーンを伸ばして巡りを良くすると、肩まわりの不調改善にもつながります。

経絡を流すヨガのポーズ

手の少陰心経
手の太陽小腸経

B ゾーン

EASY

腕の裏側を伸ばすポーズ

日常生活で使うことが少ない部分だけに、腕の裏側を伸ばすこのポーズの心地よさは格別。腕の付け根から伸びる経絡のラインを意識しながら、深く呼吸を送っていきましょう。

1 四つんばいから両手を前に歩かせる

Start!

四つんばいの姿勢からスタート。お尻の真下にくるように両ひざを床につき、息を吸いながら両手を前に歩かせていく。

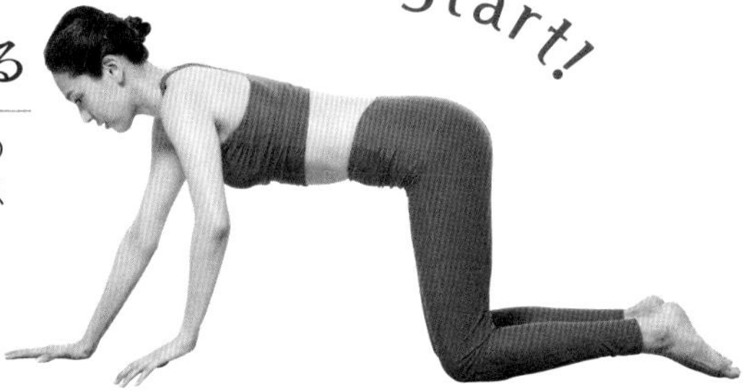

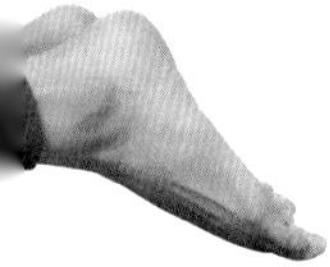

2 胸を床に近づけて腕を真っすぐ伸ばす

胸を床に近づけていき、息を吐きながら、腕を真っすぐ前へ伸ばす。このとき、手の側面と腕の裏側は床にぴったりつけて。

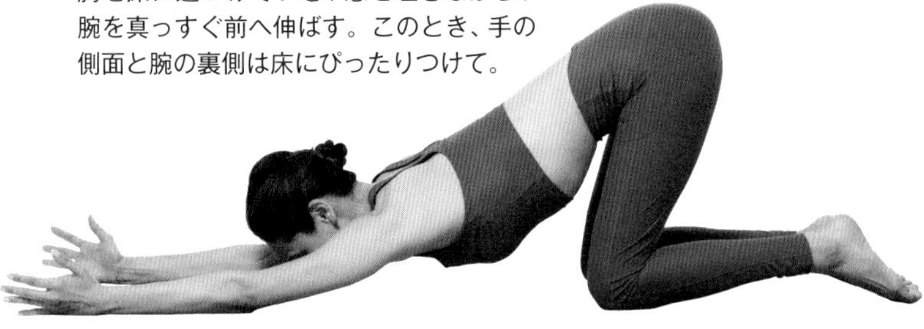

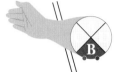

床につけた腕を伸ばして
腕の付け根から経絡をストレッチ

3 小指側から手首を反らし 経絡に呼吸を送る

さらに伸ばした腕の小指側を上げるように手首を反らし、経絡に呼吸を送るつもりで5呼吸キープ。尾骨を上に向けてお尻を軽く後ろへ引くようにに意識すると、経絡がさらに伸びる。息を吸いながら戻る。

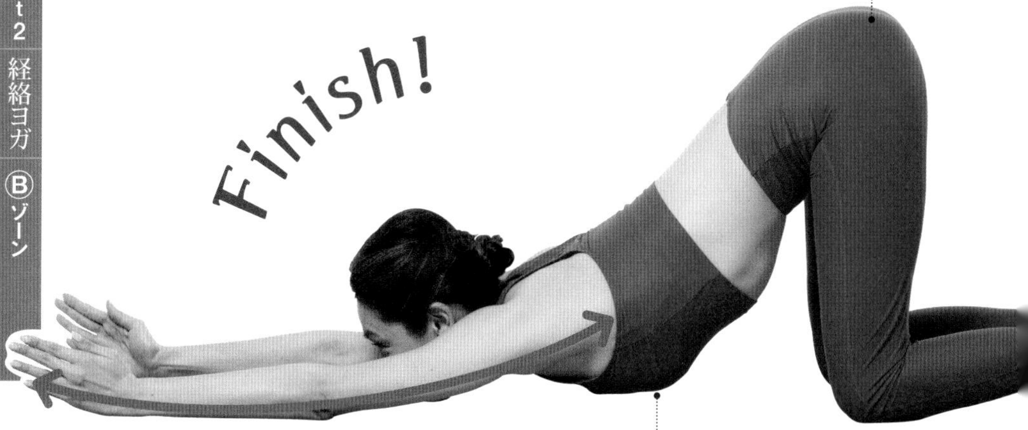
尾骨は上に向け
お尻を後ろに引くと
経絡がさらに伸びる
Finish!
胸を反らして
床に近づける

経絡 POINT

**手の小指側を持ち上げて
腕の裏側をさらに伸ばす**

床につけた手の小指側を上げ、腕の裏側につながる経絡を深くストレッチ。また胸を反らす・お尻を後ろに引く意識により、効果がさらにアップする。

手の少陰心経
手の太陽小腸経

B ゾーン HARD

手首を反らす 戦士のポーズ

ヨガではおなじみのポーズですが、腕の裏側にあるラインを伸ばしながら行うのが経絡ヨガ流。バランスを保ちながら上体ごとしっかり反らし、経絡のつながりを感じましょう。

Start!

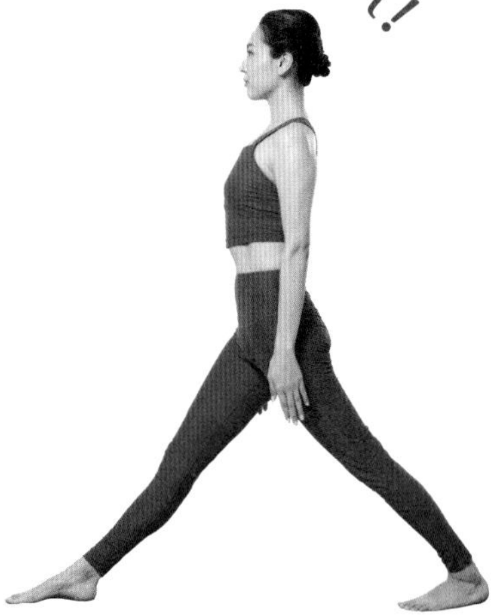

1 両脚は腰幅で立ち 足を前後に開く

両脚を腰幅に開き、真っすぐ立つところからスタート。さらに片足を後ろに大きく引いて、両脚を前後に広げる。

2 息を吸いながら 両腕を真っすぐ上げる

両腕を肩幅にキープしたまま、息を吸いながら、真っすぐ頭の上に上げる。

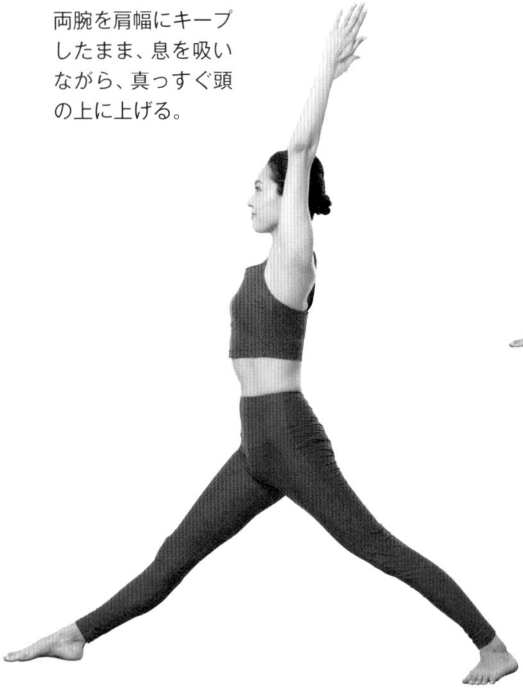

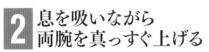

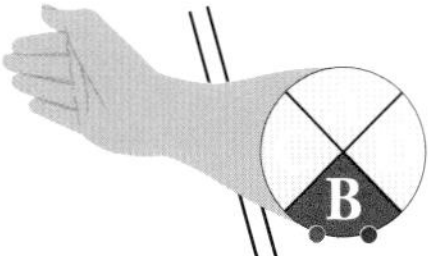

小指側からのラインを意識して経絡を上体ごと大きく反らす

経絡 POINT

手首を後ろに反らすことで経絡のストレッチ効果がUP

手の小指側を後ろへ反らすことで、上げた腕の経絡がさらに伸びる。上体を胸から反らすことで、経絡のラインを腕の付け根からしっかり刺激しよう。

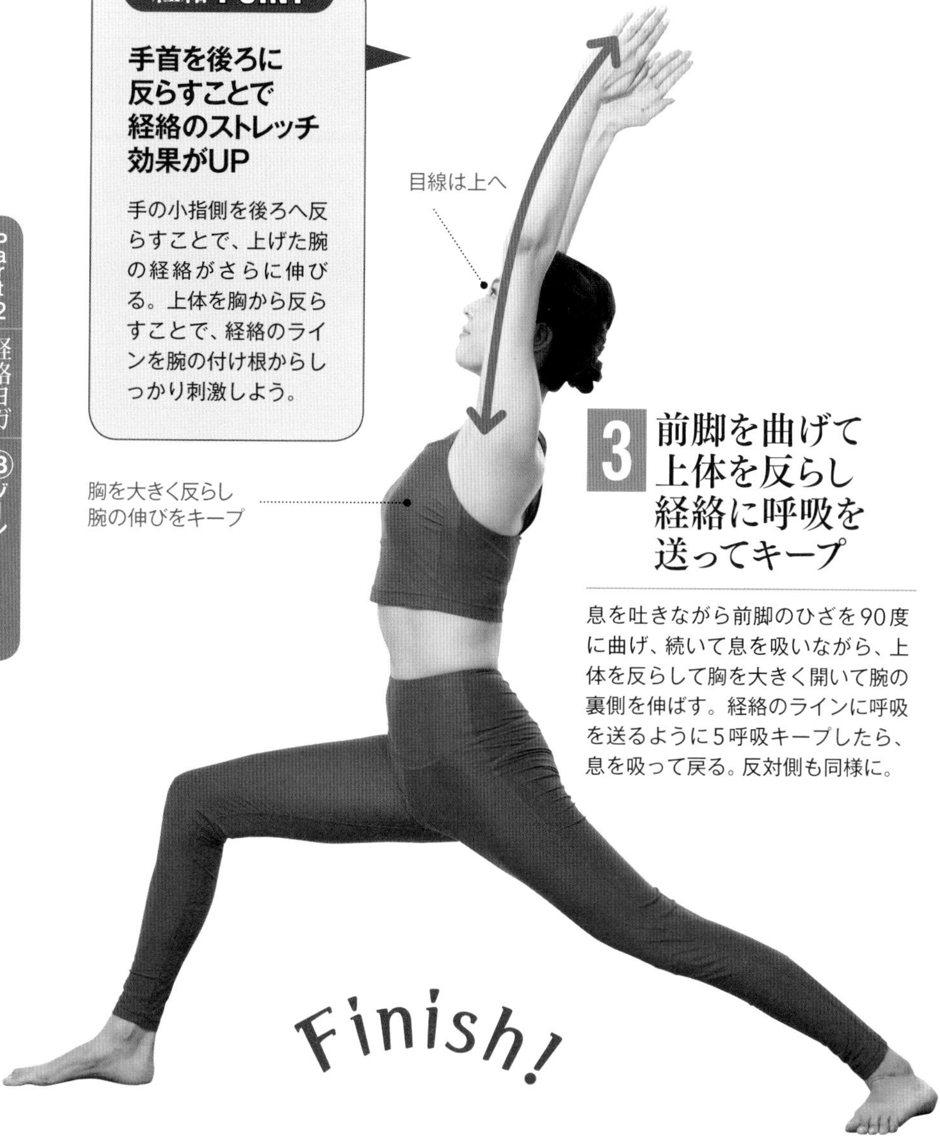
目線は上へ
胸を大きく反らし
腕の伸びをキープ
Finish!

3 前脚を曲げて上体を反らし経絡に呼吸を送ってキープ

息を吐きながら前脚のひざを90度に曲げ、続いて息を吸いながら、上体を反らして胸を大きく開いて腕の裏側を伸ばす。経絡のラインに呼吸を送るように5呼吸キープしたら、息を吸って戻る。反対側も同様に。

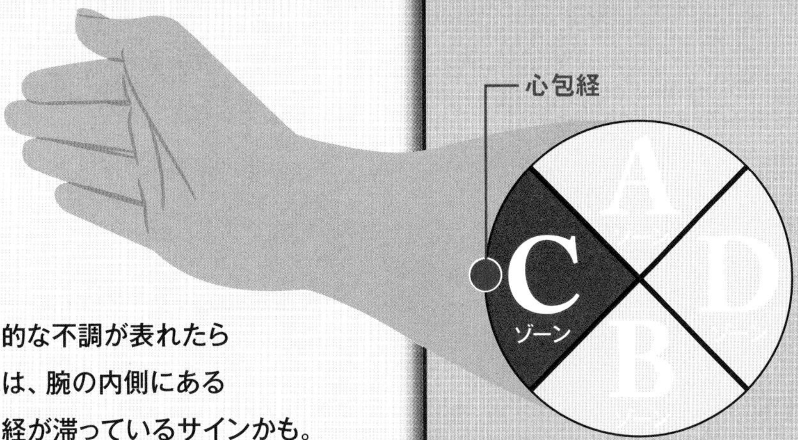

手の厥《けつ》陰《いん》心《しん》包《ぽう》経《けい》

マインドを落ち着かせて、心身を安定に導く

精神的な不調が表れたら
それは、腕の内側にある
心包経が滞っているサインかも。
腕の内側から胸へとつながる
経絡のため、このゾーンを伸ばして
巡りを良くすると、その周辺とともに
心まですっきり軽くなるような
爽快感を味わえます。

こんな不調の人に

- 胸の痛み
- 動悸《どうき》
- 腕の疲れ
- 手のしびれ
- ストレス
- 緊張しやすい
- 車酔い

伸ばすのはこの経絡

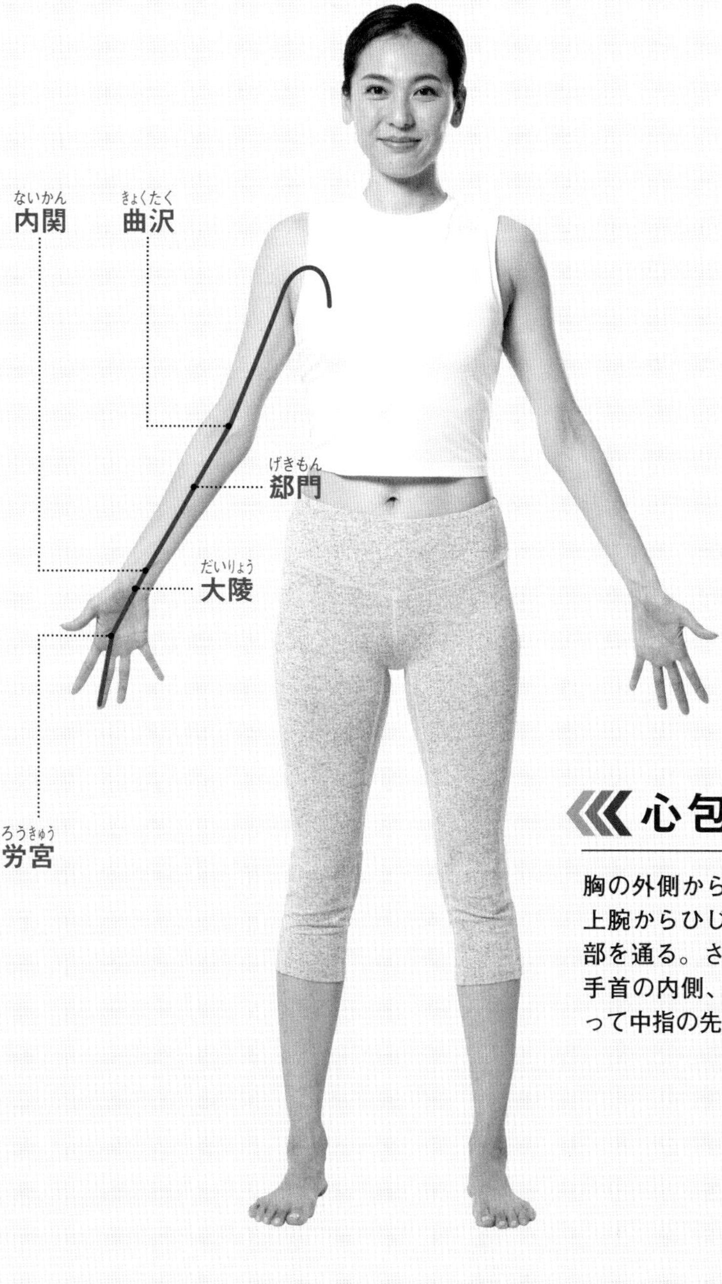

心包経

胸の外側から体表に現れ、上腕からひじの内側・中央部を通る。さらに前腕から手首の内側、手のひらを通って中指の先端で終わる。

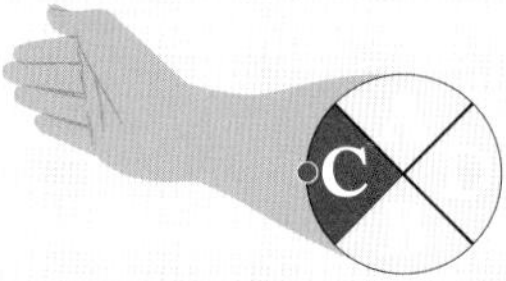

手の厥陰心包経

経絡の詰まりをCHECK！

Cゾーンには、手のひらから腕の内側につながる心包経が通る。この経絡が詰まると、手首を甲側に反らしたときや、肩から腕を開く動作の際に内側のラインが伸びづらくなる。

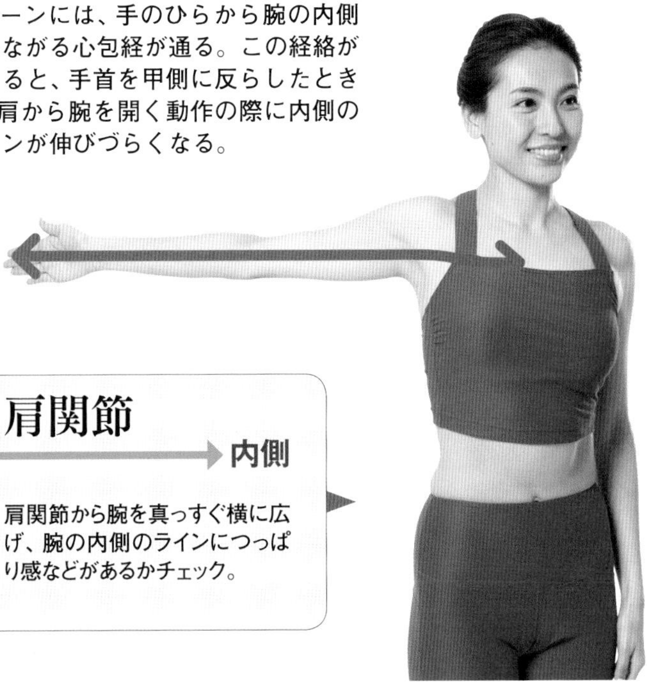

肩関節

CHECK！ → 内側

肩関節から腕を真っすぐ横に広げ、腕の内側のラインにつっぱり感などがあるかチェック。

手首

CHECK！ → 手のひら側

手首を甲側に反らして曲げづらかったり、伸ばした手のひら側に違和感があるかを確認。

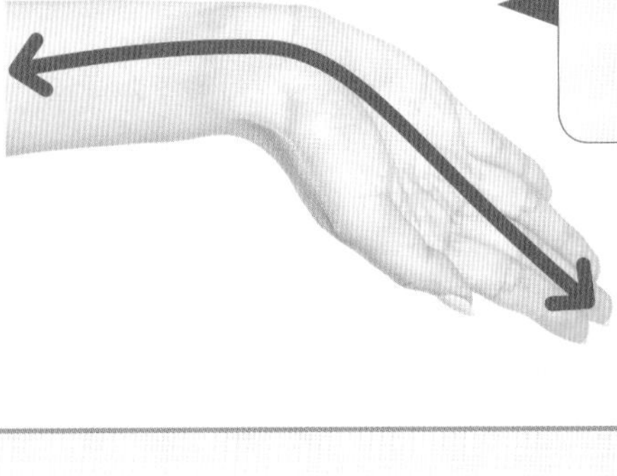

腕の内側にあるCゾーンを流れるのが「心包経《しんぽうけい》」。心包とは、五臓のひとつ「心《しん》」を包んでいる膜を意味します。心は、東洋医学で生体機能を分類した「五臓六腑」や精神活動を統括することから「君主の官」と呼ばれるのに対し、心包は君主である心を守ることから、「臣使《しんし》の官」とも呼ばれます。

また心を守る心包は、心を侵《おか》そうとする〝邪気〟を食い止める働きも持つとされています。そのため、心経が心臓の機能的な働きを担うのに対し、より精神面への作用、影響が強く、メンタル面の変調が表れやすいのが心包経なのです。

心包経は腕の内側から胸へとつながる経絡のため、ここが滞ると、周辺の不調を招く原因にも。このCゾーンを伸ばすヨガのポーズで、安定した心と体のバランスを保ちましょう。

経絡を流すヨガのポーズ

手の厥陰心包経

C ゾーン EASY

腕の内側を伸ばす正座のポーズ

最初は硬さを感じますが、やがて伸ばした腕の前側を通る経絡が、じわじわイタ気持ちよく伸びる感覚に変わるはず。深い呼吸とともに、心穏やかなリラックス効果を感じられます。

1 両手を肩の下に置き四つんばいに

Start!

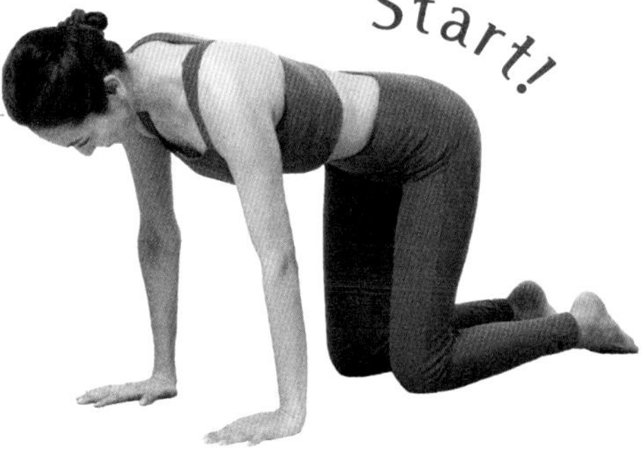

正座から腰を上げ、両手を肩の下に置いて、四つんばいの姿勢になる。

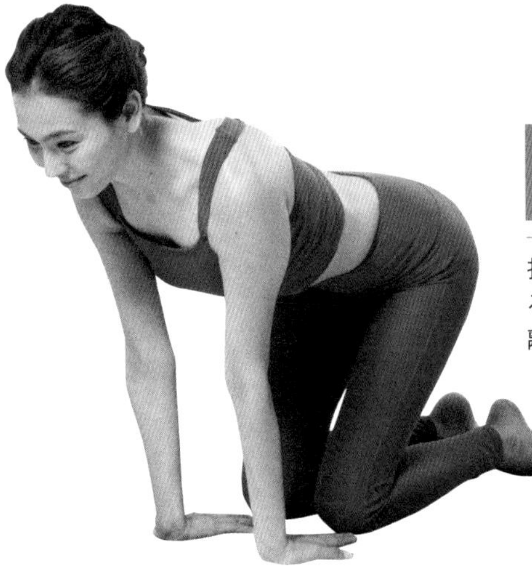

2 指先の向きを変え手のひらを床につける

指先をひざに向けて手のひらを床につける。手首が硬い場合は、手とひざとの距離を近づけて調整すればOK。

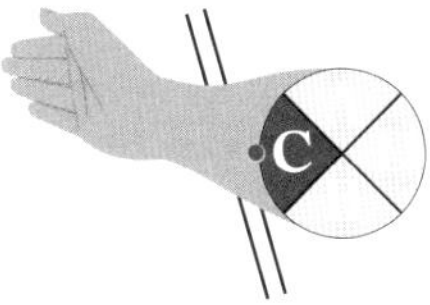

手首の内側とひじを前に向けて経絡を効果的にストレッチ

Finish!

3 お尻を下ろして伸ばした腕の内側に呼吸を送る

息を吐きながらお尻をかかとに下ろし、手首からひじまでを平行に。上体は反らしぎみにして腕の内側を伸ばし、経絡へ呼吸を送るように5呼吸キープ。息を吸いながら戻る。

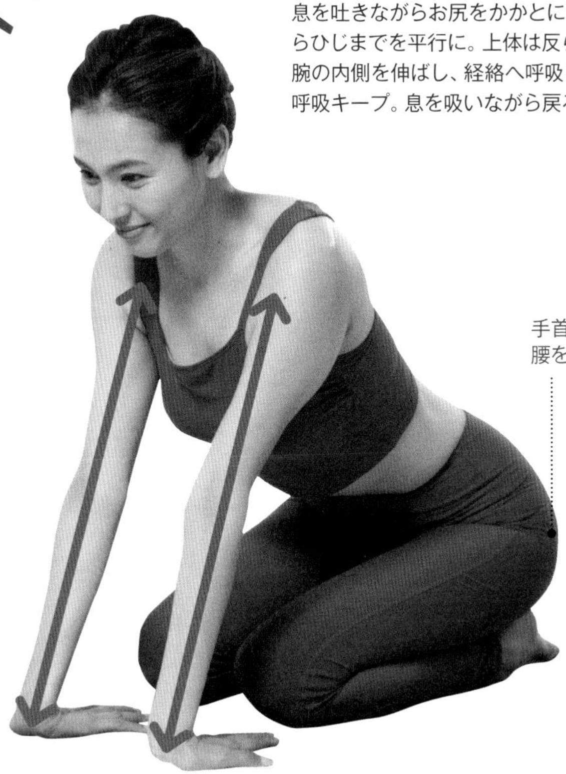

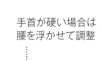

経絡 POINT

両手の幅を平行にキープ 経絡を一直線に伸ばして

手はそれぞれひざの前に置き、平行な間隔をキープ。これによって、腕の内側にある経絡のラインを手首から真っすぐ効果的に伸ばすことができる。

手の厥陰心包経

C ゾーン HARD

腕を90度に開くポーズ

腕からつながる肩の前側の経絡ラインを、より深く伸ばせるこのポーズ。体の柔軟性に応じて反対側の肩を高く上げ、心地よく経絡が伸ばせるポジションで行いましょう。

1 四つんばいの姿勢から両手を前へ伸ばす

Start!

四つんばいからスタート。ここからお尻とひざの位置は変えないまま、両手を前へ滑らせていく。手のひらは床にぴったりつけ、腕を真っすぐ伸ばす。

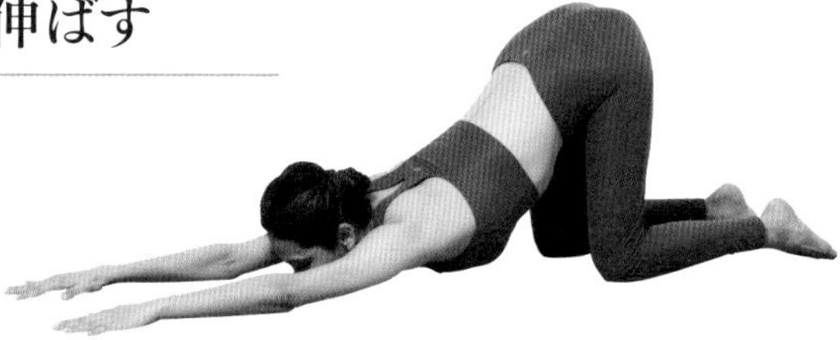

2 片手を90度に広げて腕の内側を伸ばす

息を吸いながら、片手を90度外側に広げる。このとき、肩の前から手のひらまで、腕の内側にある経絡のラインがしっかり伸びていることを意識。

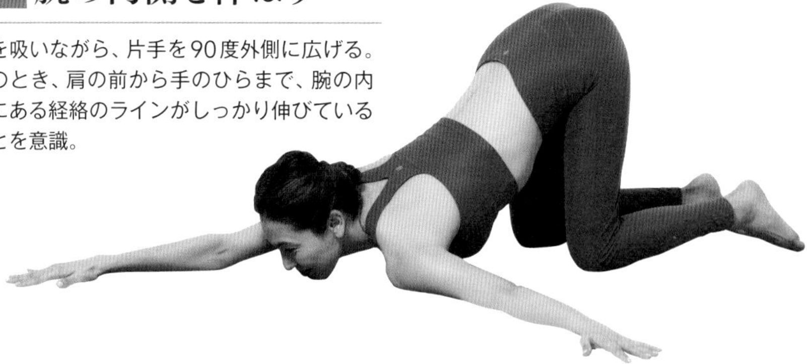

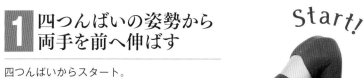

開いた腕を床にぴったり押し付け経絡を気持ちよく伸ばす

3 顔を反対側に向けて伸ばした経絡に呼吸を送る

息を吐きながら、開いた手と反対側に顔を向ける。肩を入れるように床へ押し付けて、腕の内側にある経絡に呼吸を送るように意識しながら５呼吸キープ。息を吸いながら戻り、反対側も同様に。

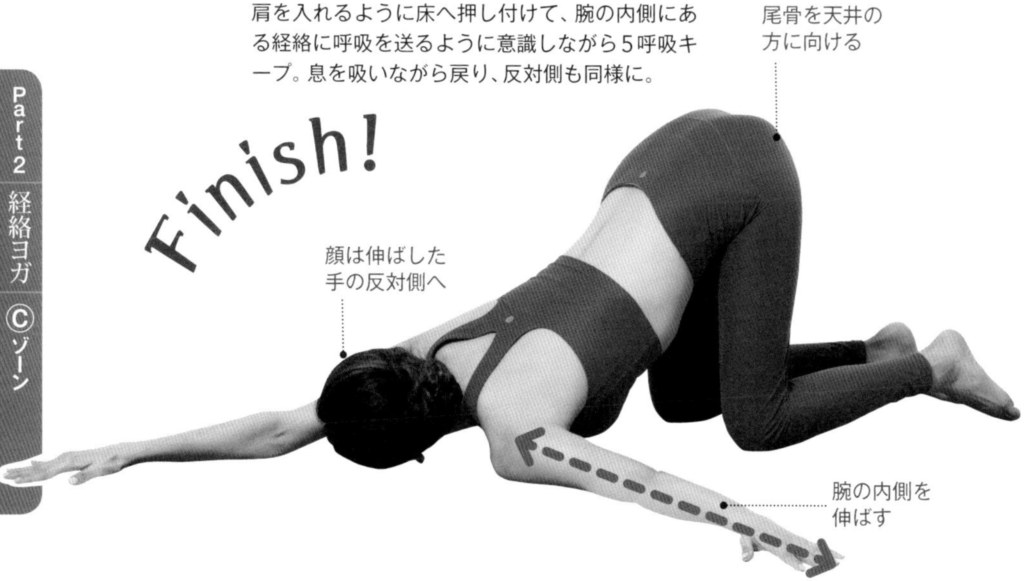

尾骨を天井の方に向ける
Finish!
顔は伸ばした手の反対側へ
腕の内側を伸ばす

経絡 POINT

肩の前側をしっかり床に押し付けて腕の内側を深く伸ばす

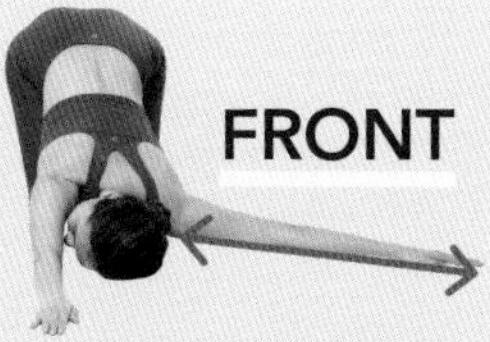

FRONT

横に伸ばした腕の内側は、手のひらから床にしっかりつける。肩を入れるように床へ押し付けて、経絡を効果的にストレッチ。

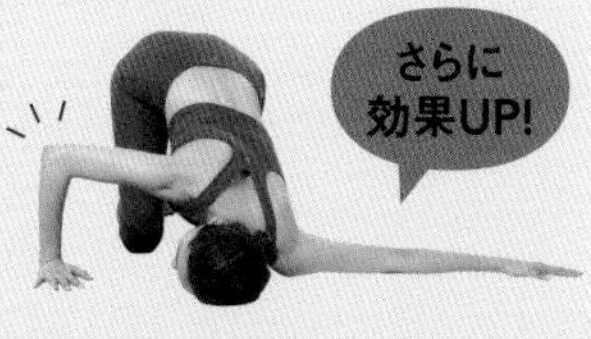

さらに効果UP!

反対の手を顔の横に置き、床を押すように伸ばした腕の肩を開くと、経絡へさらに深い刺激が。

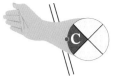

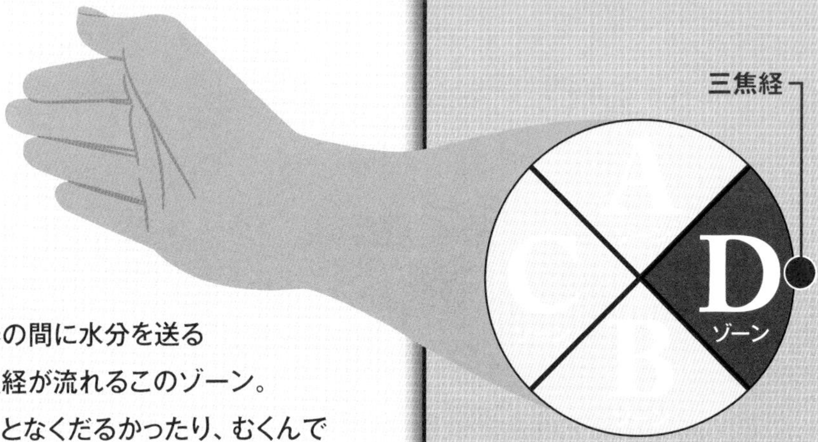

手の少《しょう》陽《よう》三《さん》焦《しょう》経《けい》

水分代謝の低下・神経系の不調にアプローチ

臓器の間に水分を送る
三焦経が流れるこのゾーン。
なんとなくだるかったり、むくんで
体が重いとき、神経系の不調を
感じたときにも、ここを伸ばす
ポーズはお薦めです。
頭・首を通る経絡なので、周辺の
症状を改善する効果も期待できます。

こんな不調の人に

- 首こり
- めまい
- 頭《ず》重《じゅう》感《かん》
- 全身のむくみ
- 倦《けん》怠《たい》感《かん》
- 内臓全体の不調
- 食事をおいしく感じない
- 寝違え

伸ばすのはこの経絡

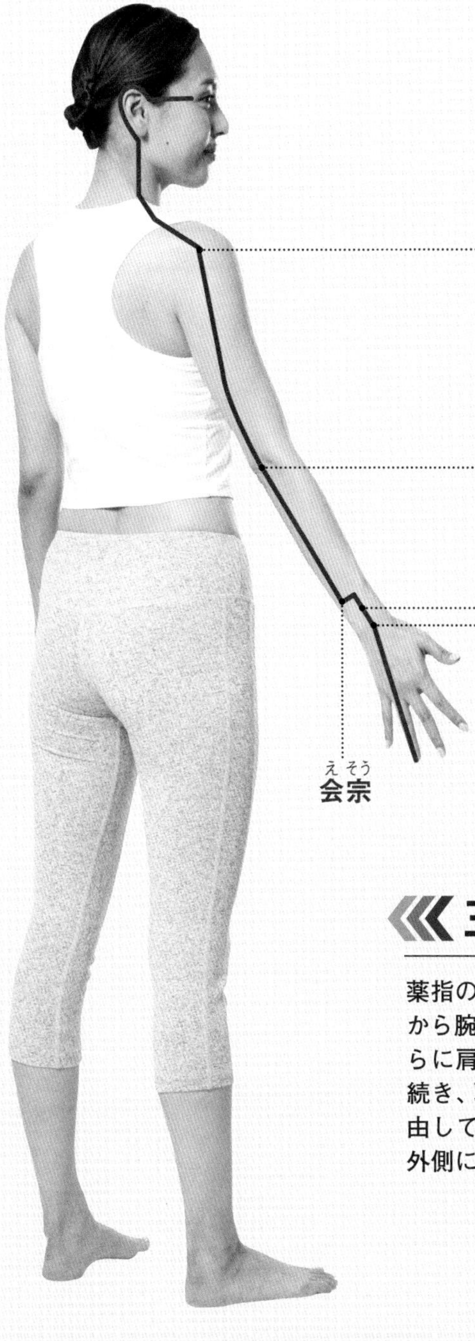

三焦経

薬指の外側から始まり、手首から腕の外側中央を通る。さらに肩の側面、首の側面へと続き、耳の後ろをぐるっと経由して、側頭部、そして目の外側に至る。

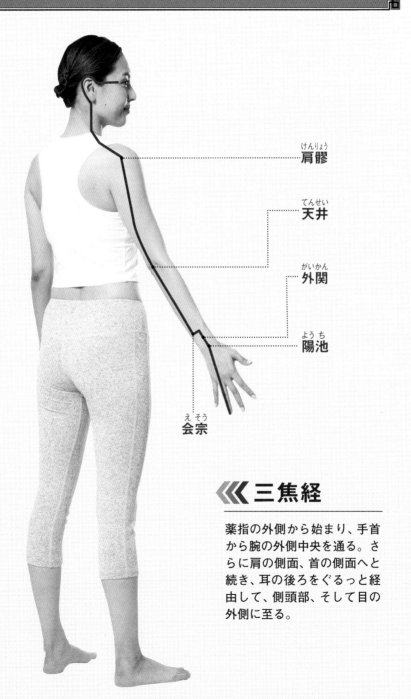

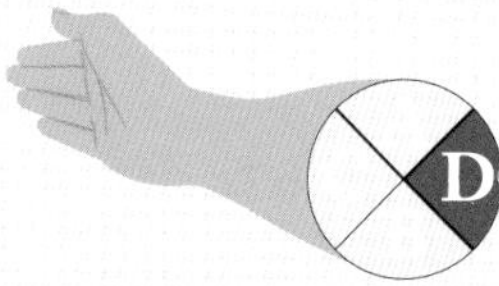

D・手の少陽三焦経

経絡の詰まりをCHECK！

Dゾーンには、手の甲を通り、腕の外側につながる三焦経が流れている。この経絡が詰まると、手首の外側を伸ばしたり、肩関節を前に曲げて外側を伸ばす動作がやりづらくなる。

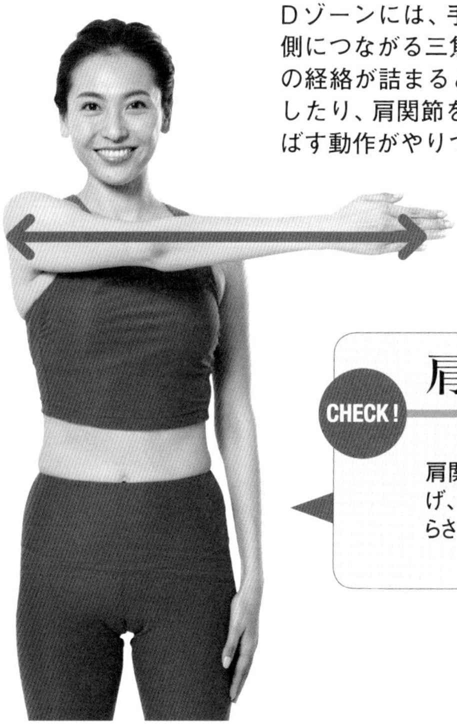

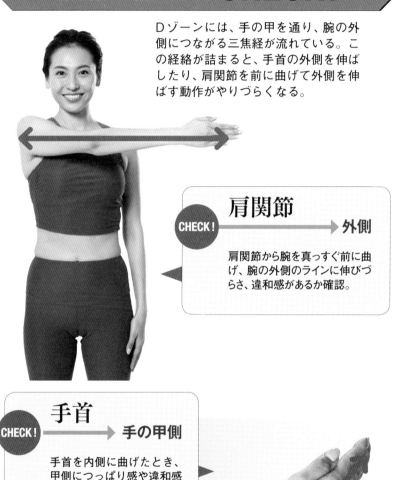

CHECK！

肩関節 → 外側

肩関節から腕を真っすぐ前に曲げ、腕の外側のラインに伸びづらさ、違和感があるか確認。

CHECK！

手首 → 手の甲側

手首を内側に曲げたとき、甲側につっぱり感や違和感があるかをチェック。

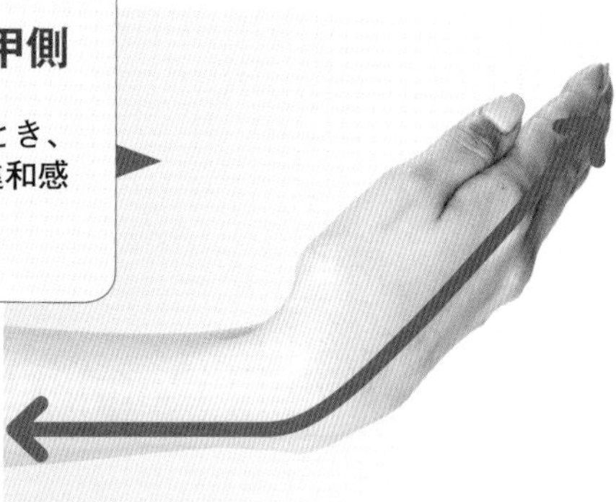

東洋医学において内臓器官の働きを表す「五臓六腑」のうち、特定の器官とは対応せず、臓器の間でおもに水分を全身に送る働きを担うのが、腕の外側を流れる「三焦経《さんしょうけい》」です。

三焦は、臓器の隙間を表す上焦《じょうしょう》・中焦《ちゅうしょう》・下焦《げしょう》に分かれ、それぞれ舌下〜胃の入り口、おへそのあたりまで、さらにへそ下〜陰部までに分布する臓器の総合的な働きを指します。そしてこれらのいずれかが滞っても、むくみや、水分の停滞による不調を招くのです。また三焦の〝つなぐ・流れる〟という意味から、神経系にも影響すると考えられています。

三焦経は、腕の外側から首すじ、耳まわりを流れる経絡。そのため、このＤゾーンで感じる硬さやこわばりを伸ばしてほぐすと、周辺の不快な症状も改善へと導かれるでしょう。

経絡を流すヨガのポーズ

手の少陽三焦経

D ゾーン EASY

腕の外側を伸ばす正座のポーズ

手の甲を床につけて、硬くなりやすい腕の外側を伸ばします。
日常生活で酷使しがちな腕のこわばりがじわじわと伸びて
腕からくる重だるさとともに、気分もスッキリ軽くなるはず。

Start!

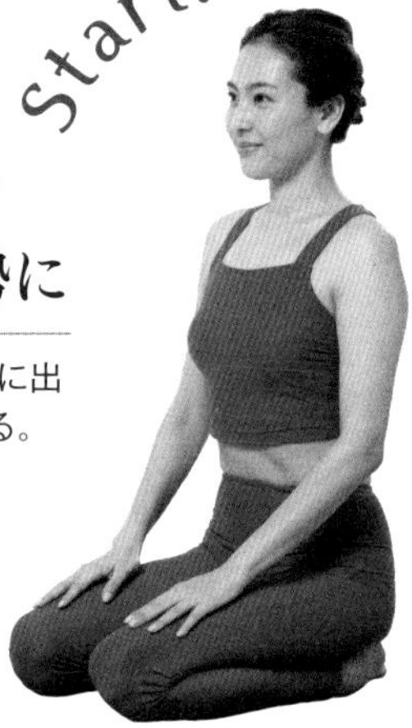

1 正座から腰を上げ四つんばいの姿勢に

正座からスタート。ここから両手を前に出して床につけ、四つんばいの姿勢になる。

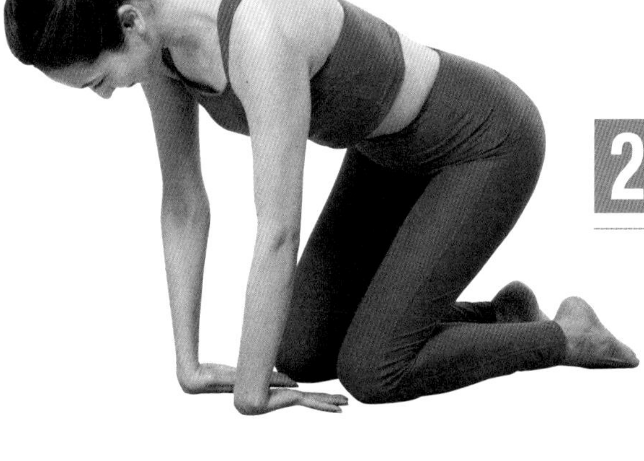

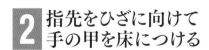

2 指先をひざに向けて手の甲を床につける

床につけた手のひらを返し、指先はひざの方に向けて、手の甲を床につける。手首が硬い場合は、両手の間と、手とひざをそれぞれ近づけるとやりやすい。

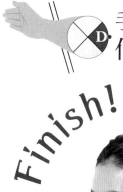

手の甲を下に向けて 伸びにくい部分の経絡を刺激

Finish!

3 お尻を下ろして伸ばした腕の外側に呼吸を送る

息を吐きながらお尻をかかとに下ろし、ひじは曲げずに腕を真っすぐ伸ばす。腕の外側で、手首から肩へつながる経絡に呼吸を送るイメージで、5呼吸キープ。息を吸いながら戻る。

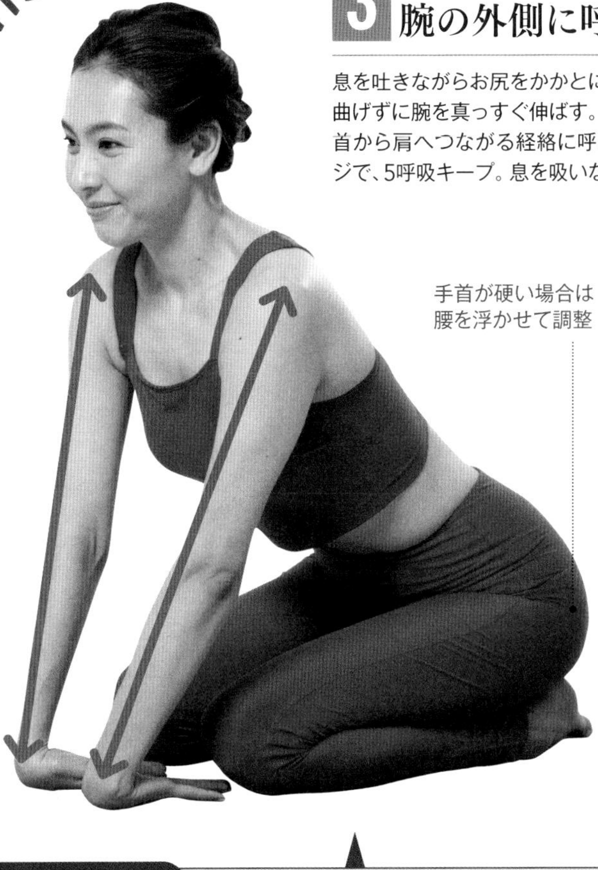

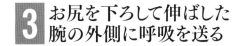

経絡 POINT

床につける手の向きで伸ばせる経絡が変わる

P87のポーズに対し、ここで床につけるのは手の甲側。硬くなりがちな腕の外側は、ひじを曲げず腕をなるべく伸ばすことが滞りを改善する近道に。

手の少陽三焦経

D ゾーン **HARD**

針穴のポーズ

重力に身をまかせて、経絡が通る腕の外側を自然に伸ばせる
このポーズ。普段は伸ばしづらい肩の付け根もしっかり
ほぐされて、周辺が驚くほど軽くなるのを実感できるはず。

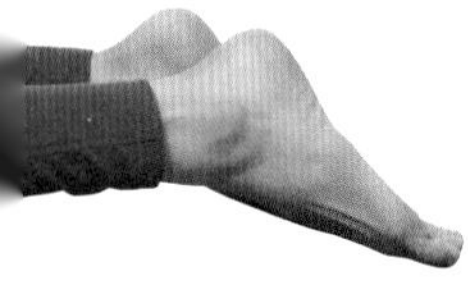

1 四つんばいの姿勢で ひざはお尻の真下に

四つんばいからスタート。両手は肩幅にして床につき、両脚は腰幅に開く。ひざはお尻の真下にくるようにして、ポーズ中はこの位置をキープ。

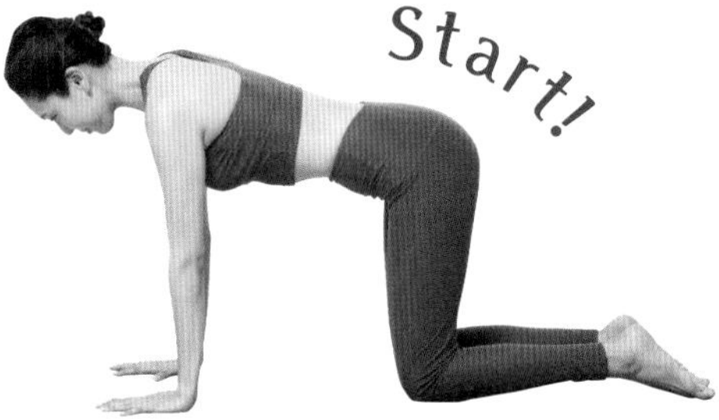

2 両手を前へ伸ばして 胸を床に近づける

両手を前に歩かせるか、滑らせるようにして胸を床に近づける。腕の幅は平行にして、真っすぐ前へ伸ばす。

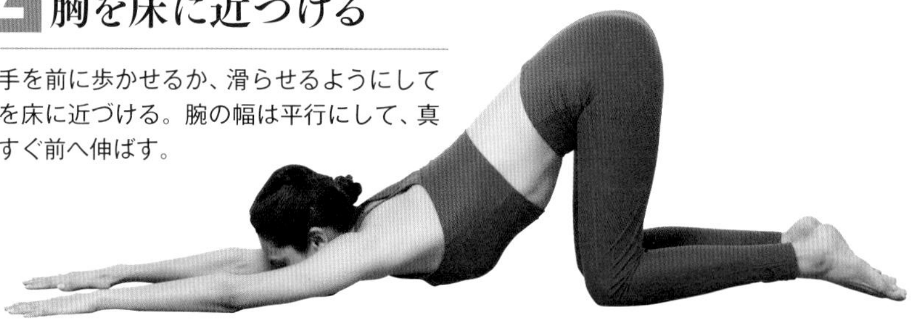

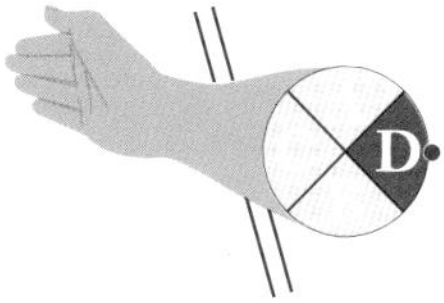

腕の外側を床にぴったりつけて経絡を気持ちよく伸ばす

3 腕の外側をしっかりつけて経絡に呼吸を送る

息を吐きながら片手を反対側の脇の下へ通し、顔も同じ方向に向ける。尾骨は天井に向け、腕の外側を床にしっかりつけて、呼吸を送るように伸ばす。5呼吸キープしたら、息を吸いながら戻り、反対側も同様に。

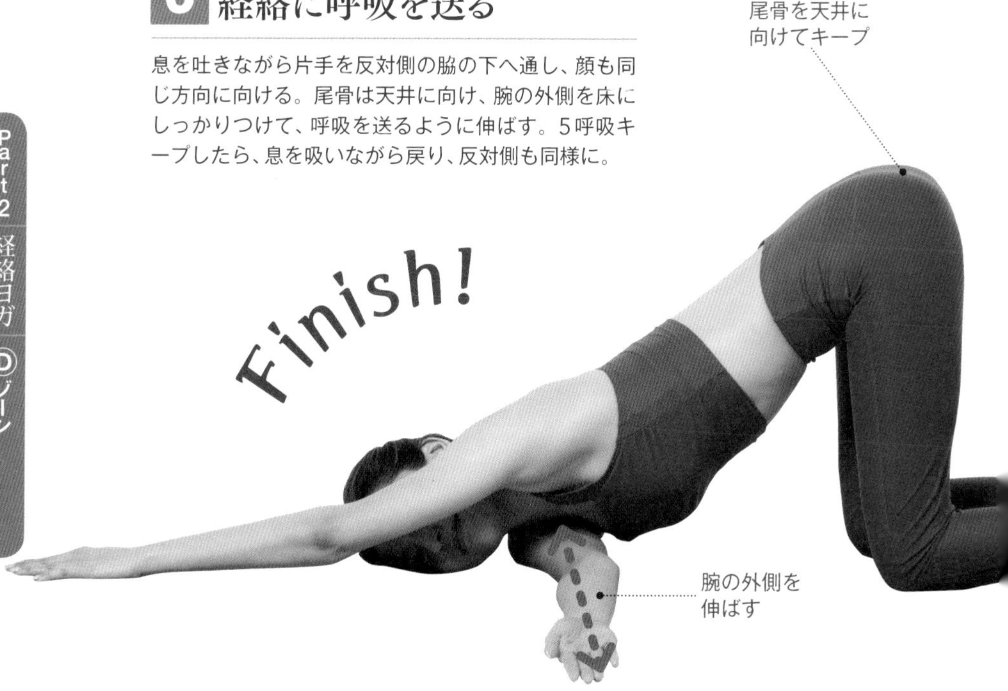
尾骨を天井に
向けてキープ
Finish!
腕の外側を
伸ばす

経絡 POINT

手の甲から肩の外側までを床にしっかりつけて伸ばす

体の下に通した腕は、手の甲から肩の外側までを床にぴったりつけるのがポイント。腕の外側にある経絡のラインが、気持ちよく伸びるのを感じよう。

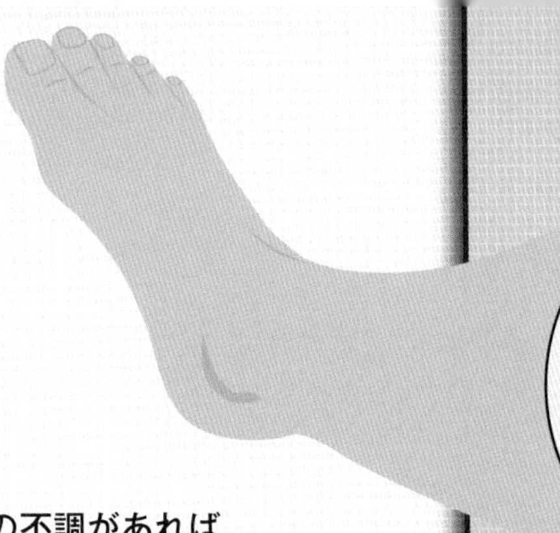

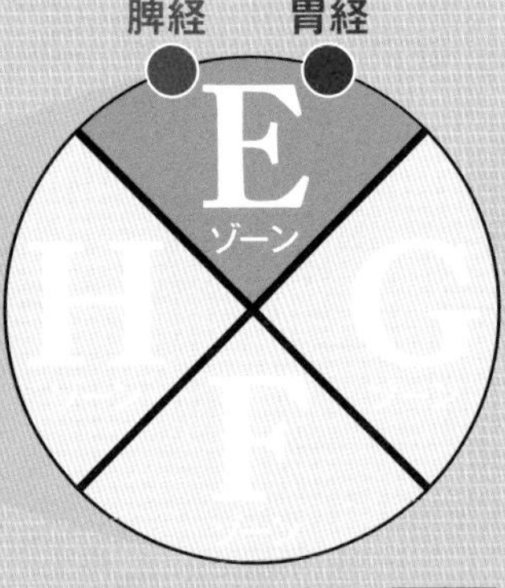

足の太陰《たいいん》脾経《ひけい》
足の陽明《ようめい》胃経《いけい》

胃腸の働きを整えて お腹まわりをすっきり

消化器系の不調があれば
食べ物からエネルギーを
作り出す働きを持つ脾経《ひけい》・胃経《いけい》の
ゾーンが滞っている可能性あり。
脾経には内臓を持ち上げる働きも
あるため、お腹まわりの脂肪や
たるみの改善効果も期待できます。

こんな不調の人に

- 胃痛
- ストレス性の胃炎
- ひざ痛
- 消化不良
- 胃弱
- 腹部膨満感
- お腹のたるみ

伸ばすのはこの経絡

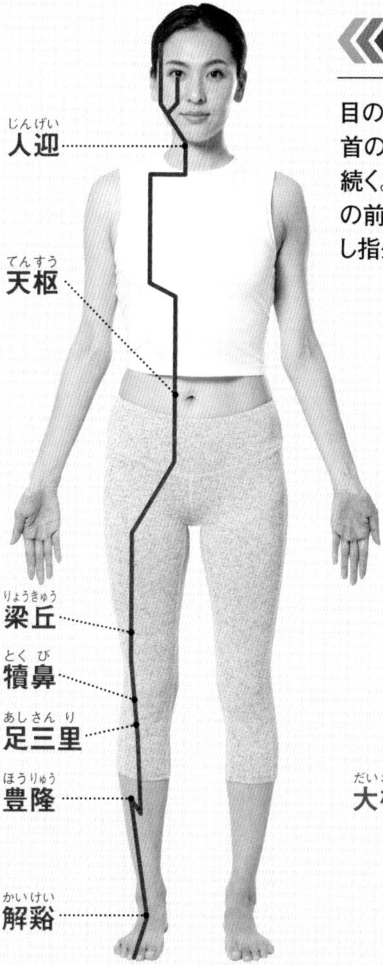

胃経

目の下から始まり、頬を通って首の前側、胸、お腹の前側へと続く。さらに前ももの外側、すねの前を通って、最後は足の人さし指外側で終わる。

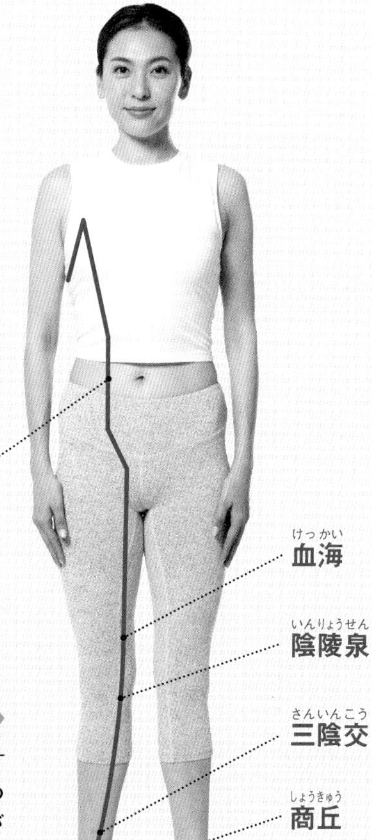

脾経

足の親指の内側に始まり、内くるぶしからすねの内側前面につながる。 続いて前側の内もも、お腹と胸を通り、胸の側面へと続く。

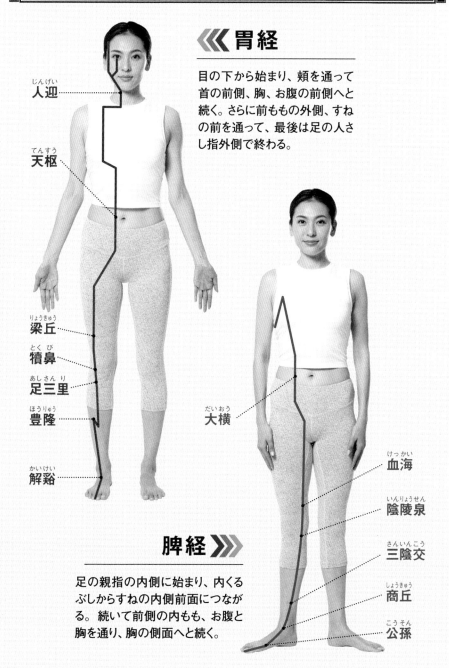

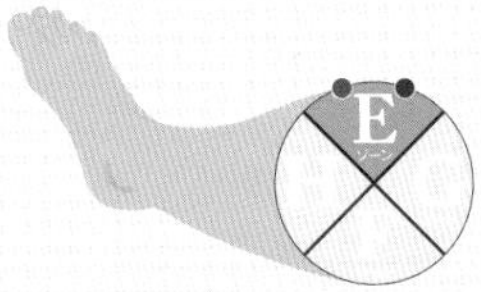

足の太陰脾経
足の陽明胃経

経絡の詰まりをCHECK！

脚の前側から体の前面を通るのが、Eゾーンにある脾経と胃経。下半身の前面を伸ばす動作にかかわり、ここが詰まると、ひざを曲げたり、体を反らす動作などがやりづらくなる。

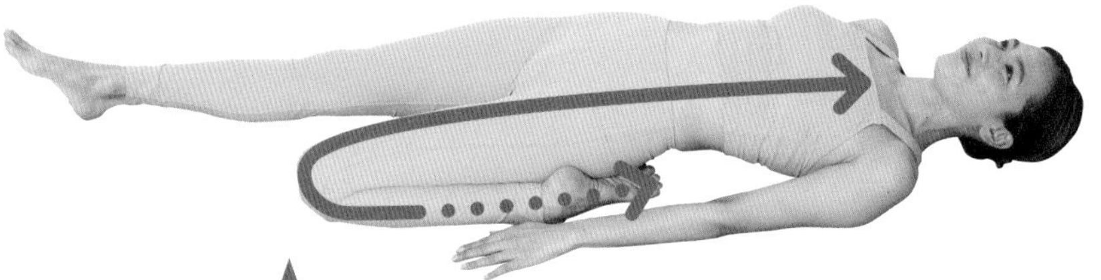

CHECK！

股関節 → 伸展

ひざを曲げ、足の甲とすねを床につける。前ももなど、脚の前側に痛みや違和感があるか確認。

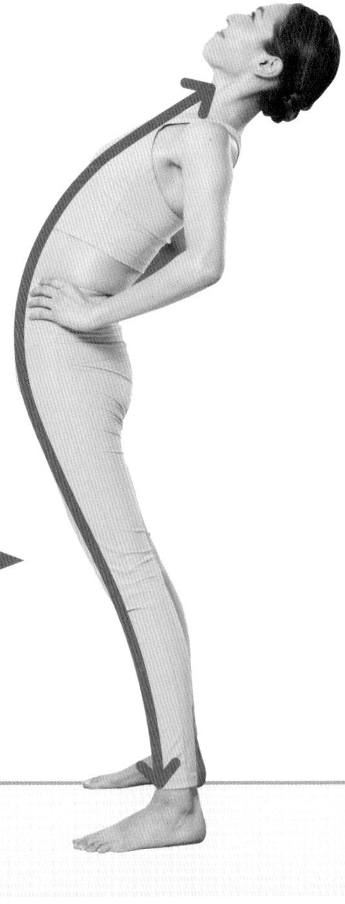

CHECK！

体幹 → 前側

全身を反らしたとき、脚や体の前面が伸ばしづらく、引きつった感じがあるかチェック。

脚の前側から、体の前面へとつながるEゾーン。ここを流れる「脾経《ひけい》」が「胃経《いけい》」と一体となってつかさどるのは、食べ物から「気《き》・血《けつ》・水《すい》（津液《しんえき》）」のエネルギーを作り出し、全身へ運ぶという作用です。また脾経は、体の中で余った水分を肺と腎《じん》に送り、汗や尿として排泄《はいせつ》させる働きも担います。

ここが滞ることで起こりがちなのは、消化吸収機能の低下や、胃腸の不調など。食欲のコントロール機能も乱れやすくなります。

また、エネルギーを全身に運ぶ際に働くのが、脾経の〝上に持ち上げる〟という作用。胃下垂などを防ぎ、重力に逆らって内臓の位置を安定させたり、お腹まわりの脂肪をすっきりさせたりする働きもあります。このゾーンを伸ばすポーズで気になる部分を内側から整え、健康的に引き締めましょう。

経絡を流すヨガのポーズ

足の太陰脾経
足の陽明胃経

E ゾーン

EASY

上向き犬のポーズ

一般的なヨガポーズと異なり、ここで特に注意したいのは体の前面を左右に流れる経絡のライン。足先から顔までのつながりを意識して伸ばすことで、効果がさらに高まります。

Start!

1 うつぶせになり両手を胸の横につける

両脚を腰幅に開いてうつぶせの姿勢になり、両手を胸の横の床につけ、脇をしっかり締める。ここからひと呼吸、息をいったん吸って吐く。

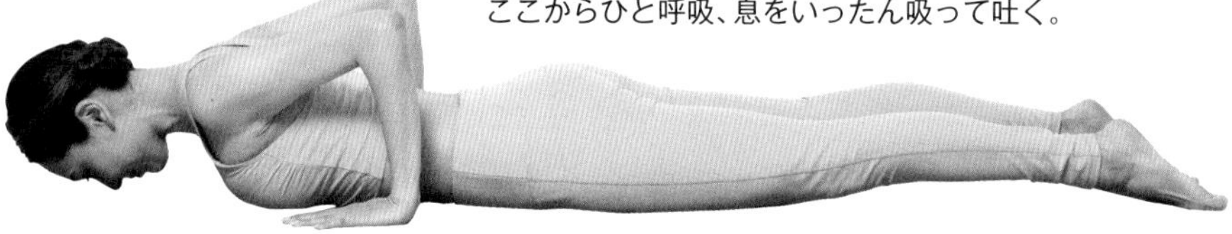

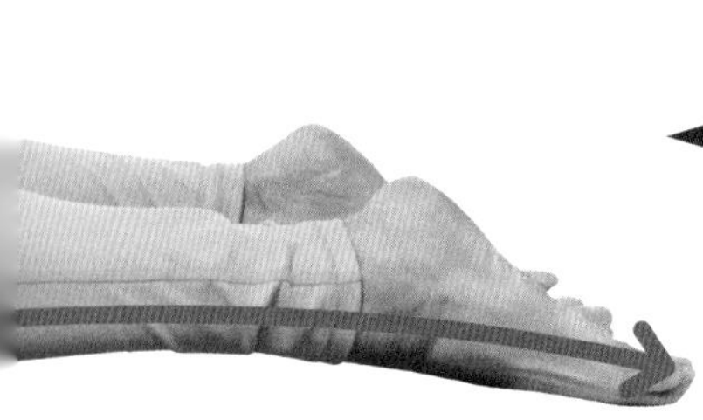

経絡 POINT

両脚は腰幅をキープして左右の経絡を均等に伸ばす

つま先は真っすぐ伸ばし、両脚は腰幅をキープするのがポイント。脚の前側から胸まで、左右それぞれに流れる経絡をしっかり伸ばすことができる。

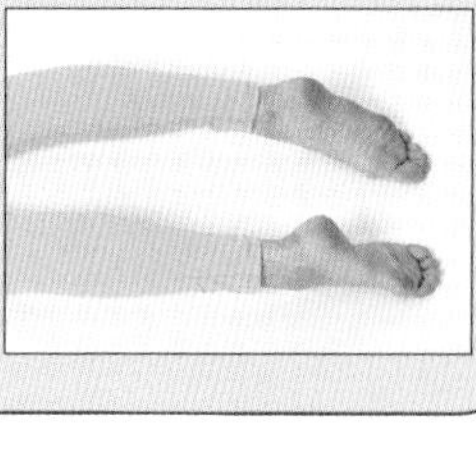

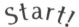

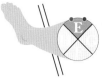

体の前面を通る経絡のラインを反らす動作でまんべんなく伸ばす

Finish!

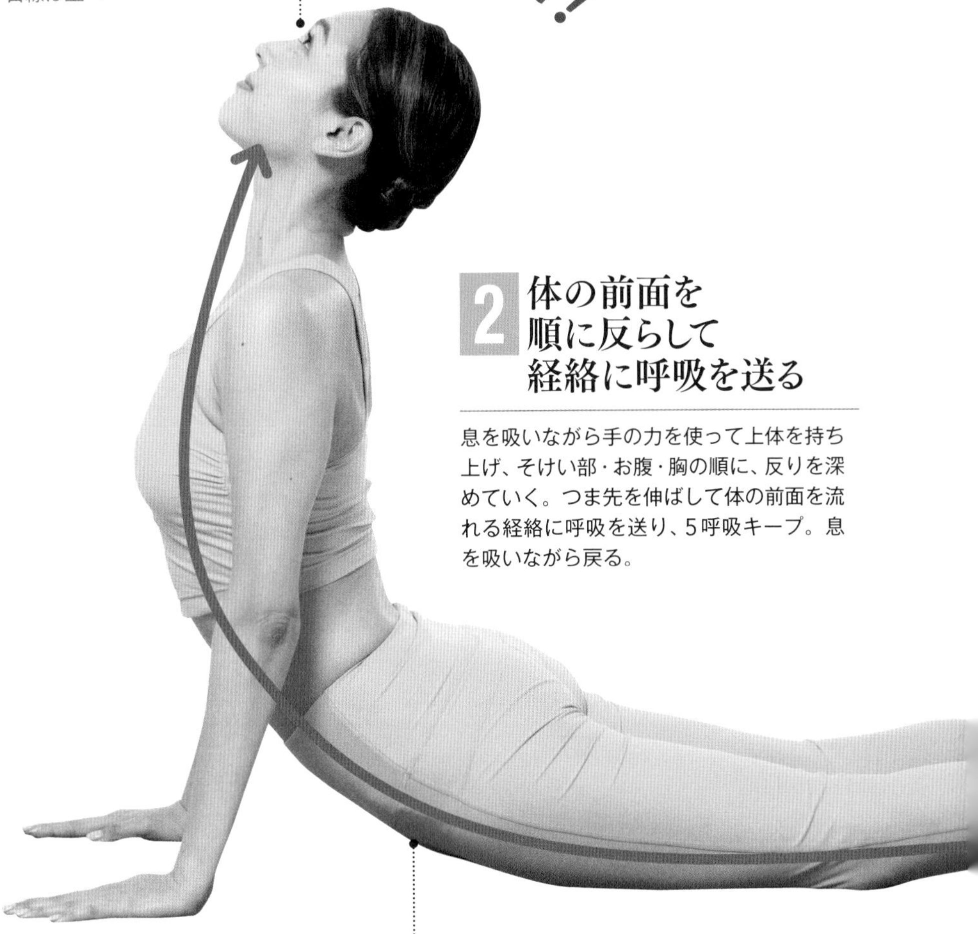
目線は上へ
上体をそけい部から
しっかり反らして

2 体の前面を順に反らして経絡に呼吸を送る

息を吸いながら手の力を使って上体を持ち上げ、そけい部・お腹・胸の順に、反りを深めていく。つま先を伸ばして体の前面を流れる経絡に呼吸を送り、5呼吸キープ。息を吸いながら戻る。

足の太陰脾経
足の陽明胃経

E ゾーン HARD

体の前面を伸ばす ラクダのポーズ

ひざを固定することで、太ももの前面から上体、さらに
顔につながる経絡のラインを強力にストレッチできます。
呼吸を深くして、無理なく、心地よくポーズを行いましょう。

1 ひざ立ちになって両脚を腰幅に開く

ひざ立ちの姿勢からスタート。両脚を腰幅に開き、つま先はなるべく伸ばす。ここからいったん、大きく息を吸う。

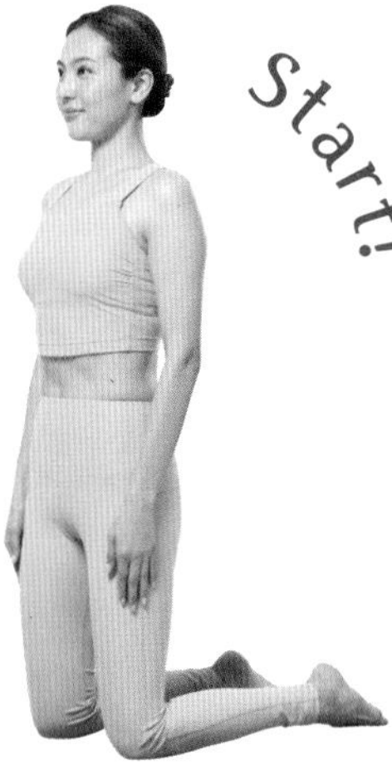

Start!

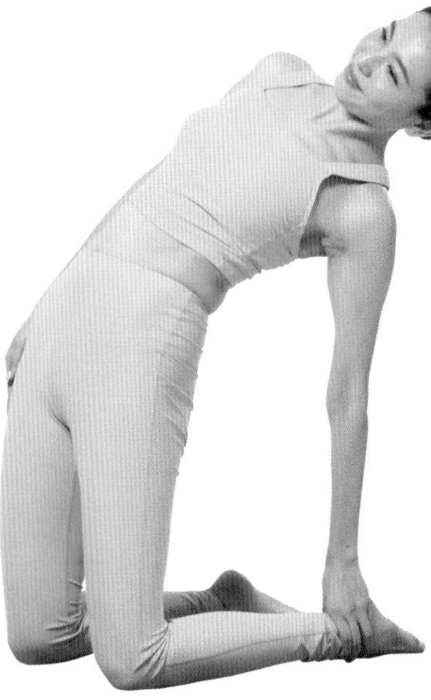

2 上体を反らしてかかとを片側ずつつかむ

息を吐きながら、上体を反らして片手ずつかかとをつかむ。届かない場合は腰に手を当て、できる範囲で上体を反らす。決して無理をしないこと。

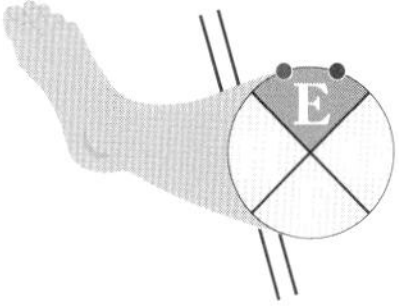

床につけたひざを起点に体を反らして経絡をストレッチ

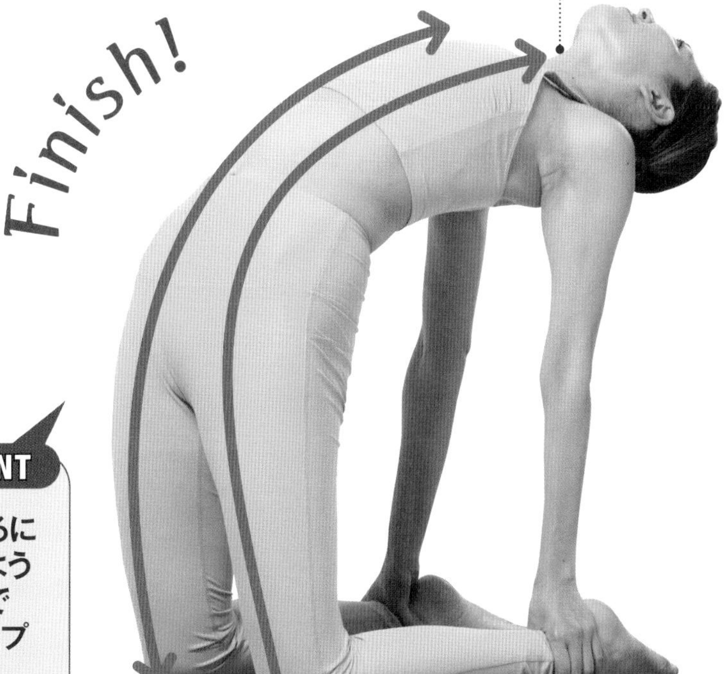
Finish!
首を無理に倒して
痛めないように注意

経絡 POINT

骨盤が後ろに倒れないよう上体だけで反りをキープ

反らした上体につられて、骨盤が後ろに倒れないように注意。余裕があれば骨盤を前に押し出すようにすると、さらに経絡の伸びを感じられる。

3 上体を反らして前面を流れる経絡に呼吸を送る

頭もできる範囲で後ろへ倒し、上体をそけい部からしっかり反らす。ひざから胸、首にかけての経絡を意識しながら、呼吸を送るイメージで伸ばす。5呼吸キープし、息を吸いながら戻る。

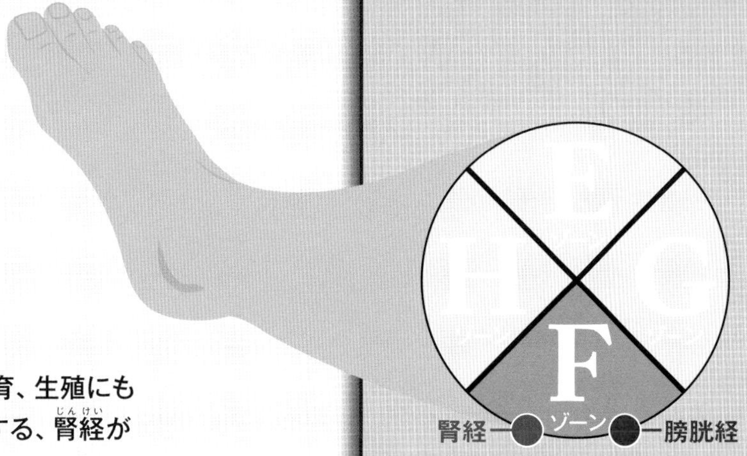

足の少《しょう》陰《いん》腎《じん》経《けい》
足の太《たい》陽《よう》膀《ぼう》胱《こう》経《けい》

水分の滞りや冷えを改善・老化予防にも

成長や発育、生殖にも
深く関係する、腎経《じんけい》が
流れるのがこのゾーン。全身の
若々しさを保つアンチエイジング
効果のほか、水分代謝を調整する
働きも。ここでのポーズは、
むくみや冷えからくる不調が
気になるときにお薦めです。

こんな不調の人に

- 腰痛
- 泌尿器系のトラブル
- 冷え
- 婦人科系の不調
- 坐骨神経痛
- 全身の老化

伸ばすのはこの経絡

膀胱経

目の内側から始まり後頭部、首を通って、背骨の脇からもも裏、ひざ裏へ。後頭部からの分岐はその外側を通り、お尻を経由して「委中」のツボで合流。さらにふくらはぎの裏から足の側面を通り、小指の外側で終わる。

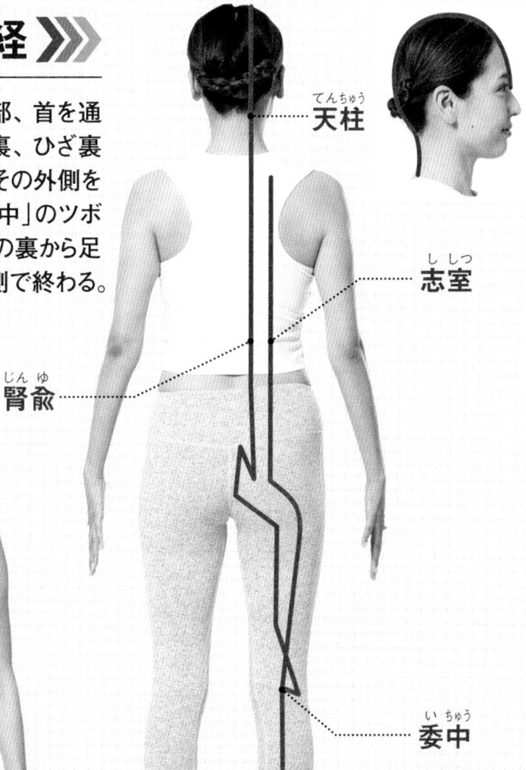

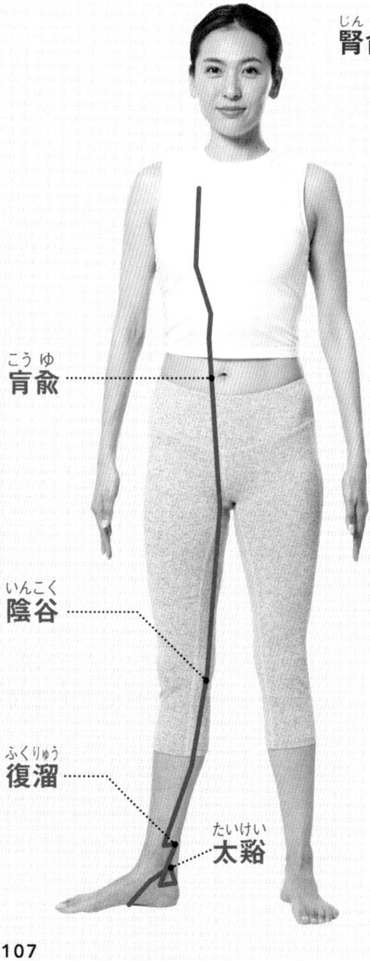

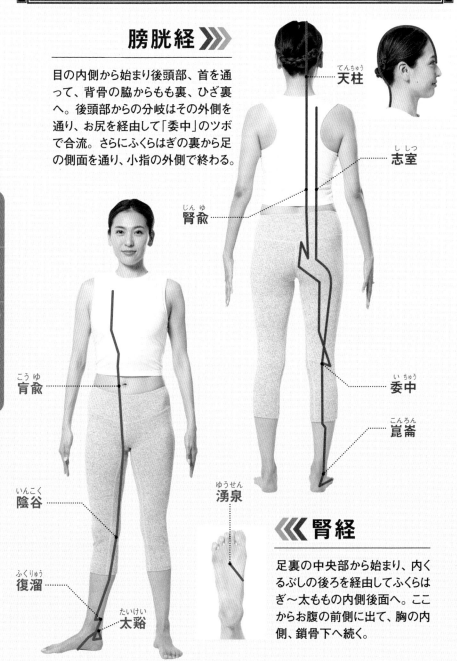

腎経

足裏の中央部から始まり、内くるぶしの後ろを経由してふくらはぎ～太ももの内側後面へ。ここからお腹の前側に出て、胸の内側、鎖骨下へ続く。

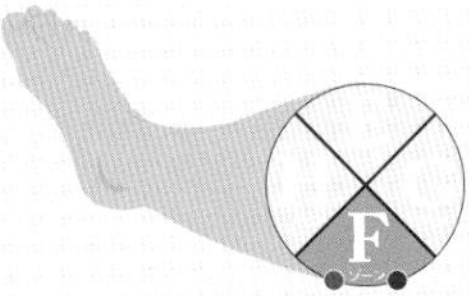

足の少陰腎経
足の太陽膀胱経

経絡の詰まりをCHECK！

Fゾーンには脚の裏側を流れる腎経、膀胱経がある。 体の後ろを伸ばす動作にかかわる。 前屈したり、股関節を曲げて後ろに違和感がある場合は、経絡の詰まりが考えられる。

体幹

CHECK！ → 背面側

背中を丸めて前屈したとき、脚の裏側や、背中側に違和感、だるさなどがあるかチェック。

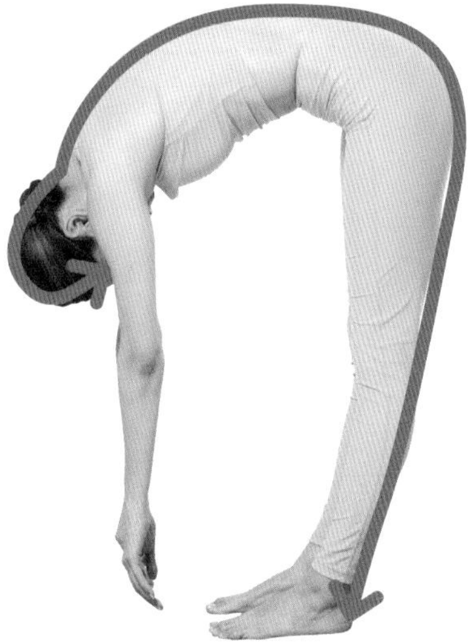

股関節

CHECK！ → 屈曲

片足にタオルをかけて手前に引っ張る。 お尻や脚の裏側に痛み、ひきつりなどがあるか確認。

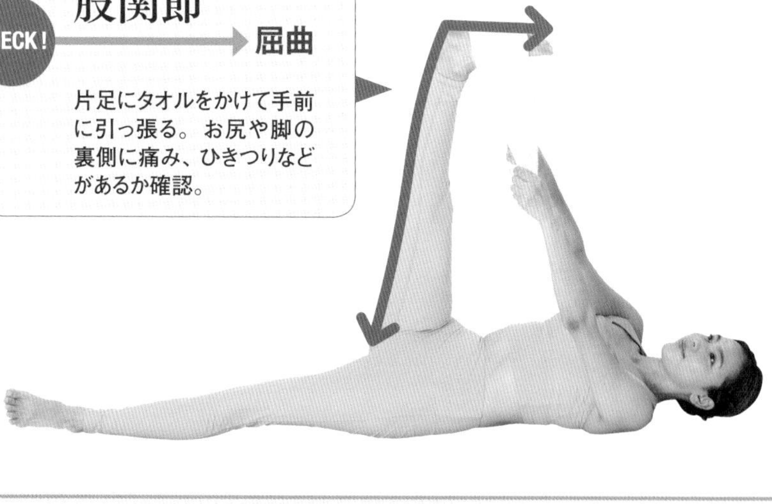

東洋医学の「五臓」において、腎《じん》は生命の根源的なエネルギーとなる〝精《せい》〟を蓄える場所。親から受け継いだ生まれながらの〝先天《せんてん》の精〟と、栄養や水分から得る〝後天《こうてん》の精〟が結びつき、成長や発育、生殖にかかわるなど、生命活動の源となるエネルギーです。そのため「腎経」が滞ると、老化を進行させる大きな原因に。女性では婦人科系の不調のほか、男性ではインポテンツなどが起きやすくなるとされます。

また腎経には、全身の水分代謝を行うという働きもあり、余分な水分を尿にする「膀胱《ぼうこう》経」とともに、排尿を調整しています。さらに腎には、体や臓腑を温める作用も。むくみや冷えからくる腰痛などに悩んだときは、体の後ろ側にあるこのＦゾーンを伸ばすヨガのポーズを行うといいでしょう。

経絡を流すヨガのポーズ

足の少陰腎経
足の太陽膀胱経

F ゾーン

EASY

頭を抱える前屈ポーズ

背中を丸めて前屈するこのポーズを行うと、背面の硬くなった部分がはっきり感じられます。ここへ呼吸を送りながら深くリラックスして、全身がゆるむ心地よさを味わってみましょう。

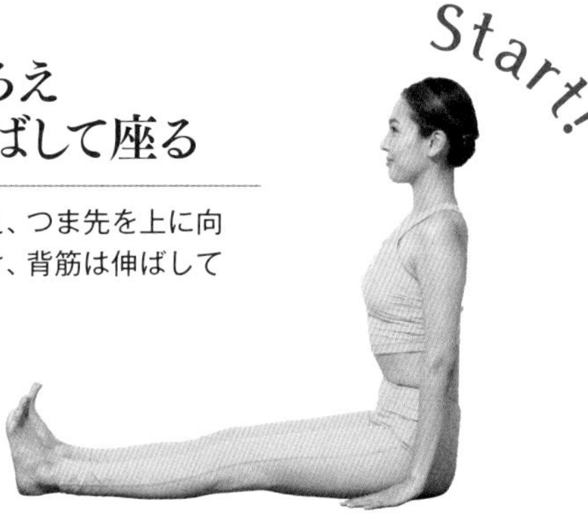

1 両脚をそろえ背筋を伸ばして座る

両脚を真っすぐにそろえ、つま先を上に向けて座る。手を床につけ、背筋は伸ばしておく。

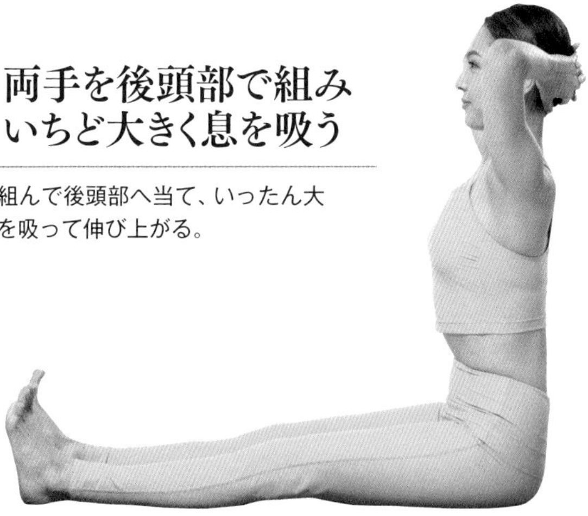

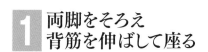

2 両手を後頭部で組みいちど大きく息を吸う

両手を組んで後頭部へ当て、いったん大きく息を吸って伸び上がる。

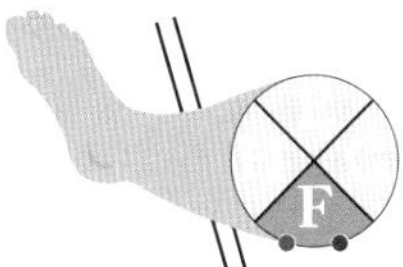

背中を丸めて前屈することで背面の経絡をやさしく伸ばす

経絡 POINT

骨盤から背中・後頭部まで丸めたラインで経絡を伸ばす

一般的なヨガの前屈のように股関節から曲げるのは、ここではNG。背中を丸めながら、骨盤から手で押さえた後頭部までの伸びを意識するといい。

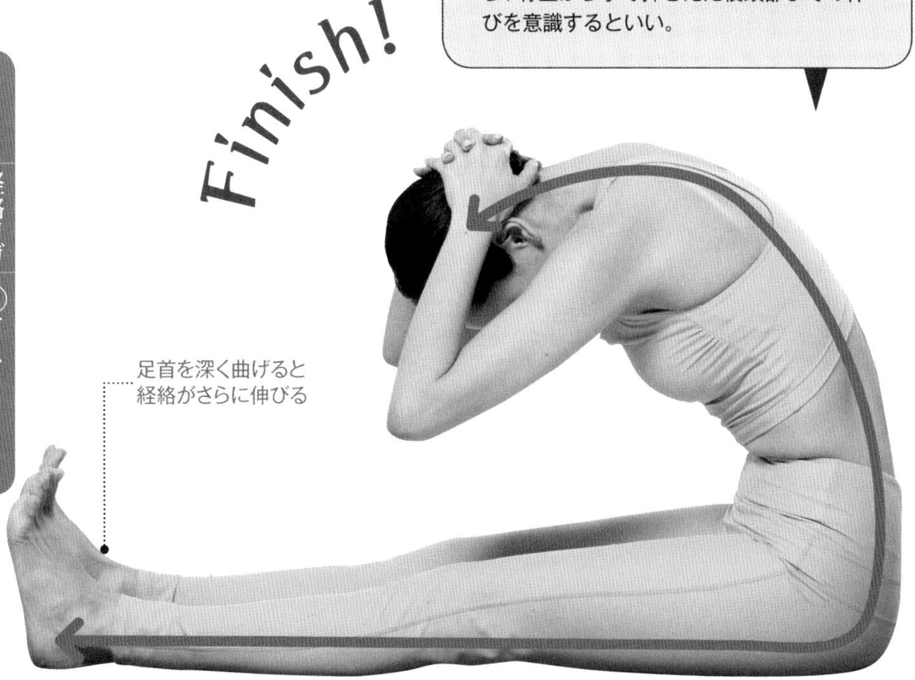
Finish!
足首を深く曲げると経絡がさらに伸びる

3 背中を丸めて前屈し背面の経絡に呼吸を送る

息を吐きながら、背中を丸めて前屈。足首を曲げ、頭を下ろすことで、全身の裏側にある経絡がさらに伸びる。ここへ呼吸を送り込むように5呼吸キープし、息を吸いながら戻る。

足の少陰腎経
足の太陽膀胱経

F ゾーン HARD

背中を丸める 鋤《すき》のポーズ

ヨガの逆転ポーズも、背中のラインを丸めて行うことで普段とは異なる効果が得られます。心身の緊張をほどき、呼吸を深めながら背面がじわじわ伸びる安らぎを体感して。

1 あおむけの姿勢から ひざを立てる

両脚をそろえたあおむけの姿勢からスタート。両手は下向きにして体の横に伸ばし、続いてひざを立てる。

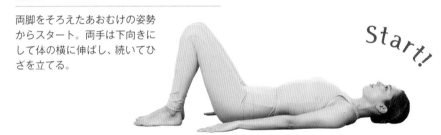

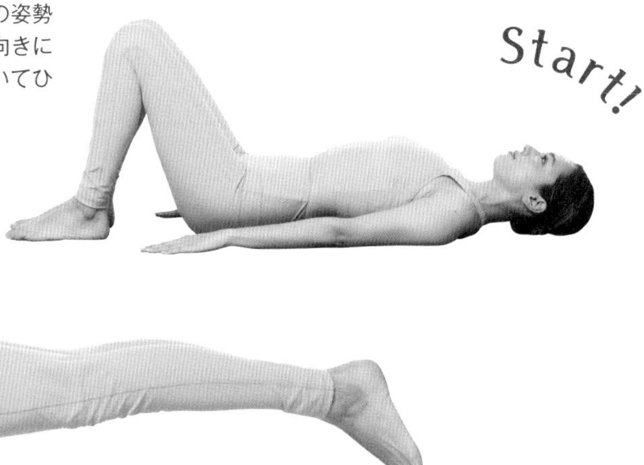

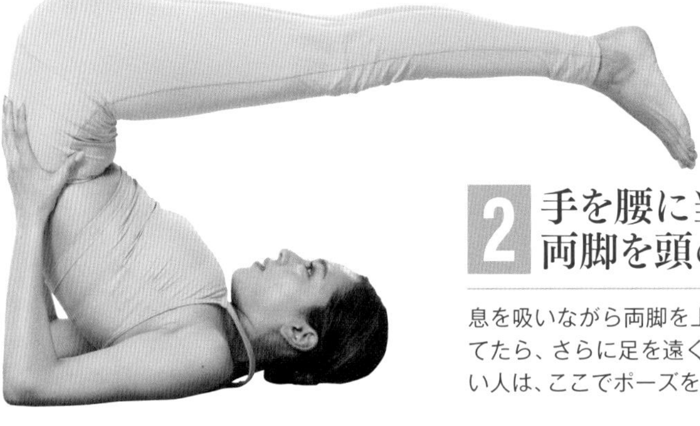

2 手を腰に当てて 両脚を頭の上に伸ばす

息を吸いながら両脚を上げ、両手を腰に当てたら、さらに足を遠くへ伸ばす。体が硬い人は、ここでポーズをキープしてもOK。

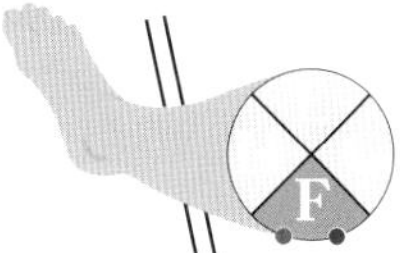

足先を床につけて 体の裏側を伸ばし 経絡をまんべんなくストレッチ

Finish!

3 背中を丸めてキープ 後面の経絡に呼吸を送る

伸ばした足を床に下ろし、背中を丸めて首から骨盤までを伸ばす。足首は曲げて脚の裏側を伸ばし、体の後面でつながる経絡に呼吸を送るイメージで5呼吸キープする。

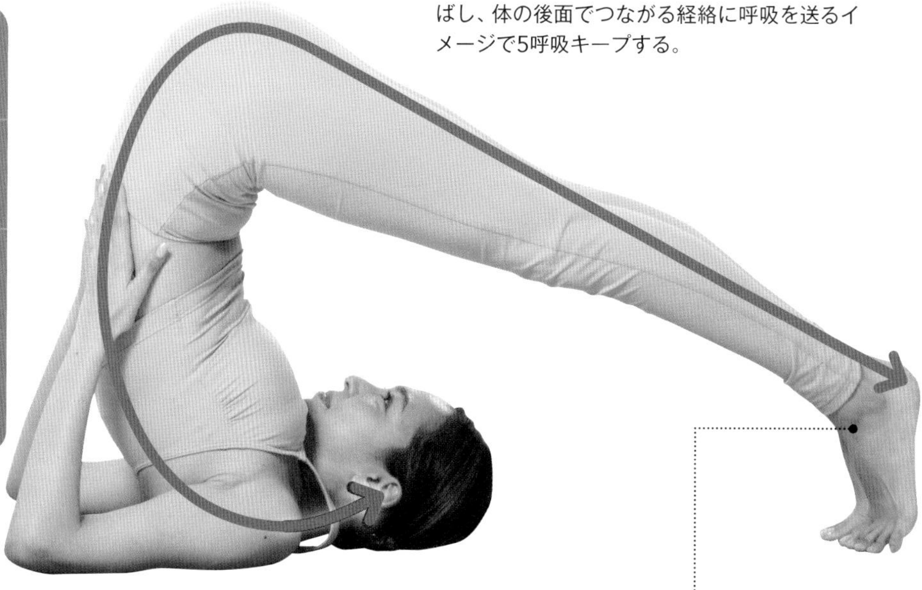

足首を曲げて
脚の裏側を伸ばす

経絡 POINT

両脚を遠くに伸ばして 首から骨盤をさらにストレッチ

上げた足を床につけ、首から骨盤にかけての背中全体を気持ちよく伸ばす。足首を曲げ、脚の裏側につながる経絡全体を伸ばすのも意識。

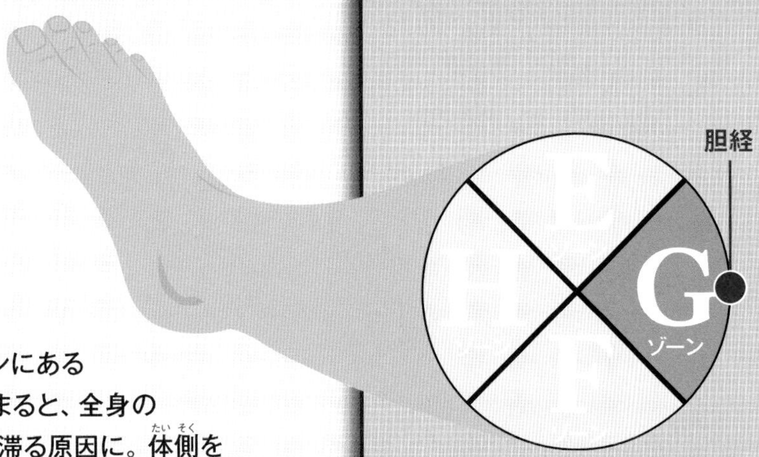

足の少陽胆経《しょうようたんけい》

気血《きけつ》を巡らせて目や耳、頭の不調を改善

このゾーンにある
胆経が詰まると、全身の
「気血《きけつ》」が滞る原因に。体側《たいそく》を
伸ばすポーズで、目や耳、頭などの
周辺に起きる不快症状をすっきり
させましょう。やる気がみなぎり、
凝りやだるさもケアできます。

こんな不調の人に

- 背中の凝り
- めまい
- 片頭痛
- 目の疲れ
- 耳鳴り
- 慢性疲労

伸ばすのはこの経絡

胆経

目の外側から始まり、耳の周辺と側頭部を経由しながら、首から胸の側面へ。さらに太ももを経て、すねの側面を通り、足の薬指の外側で終わる。

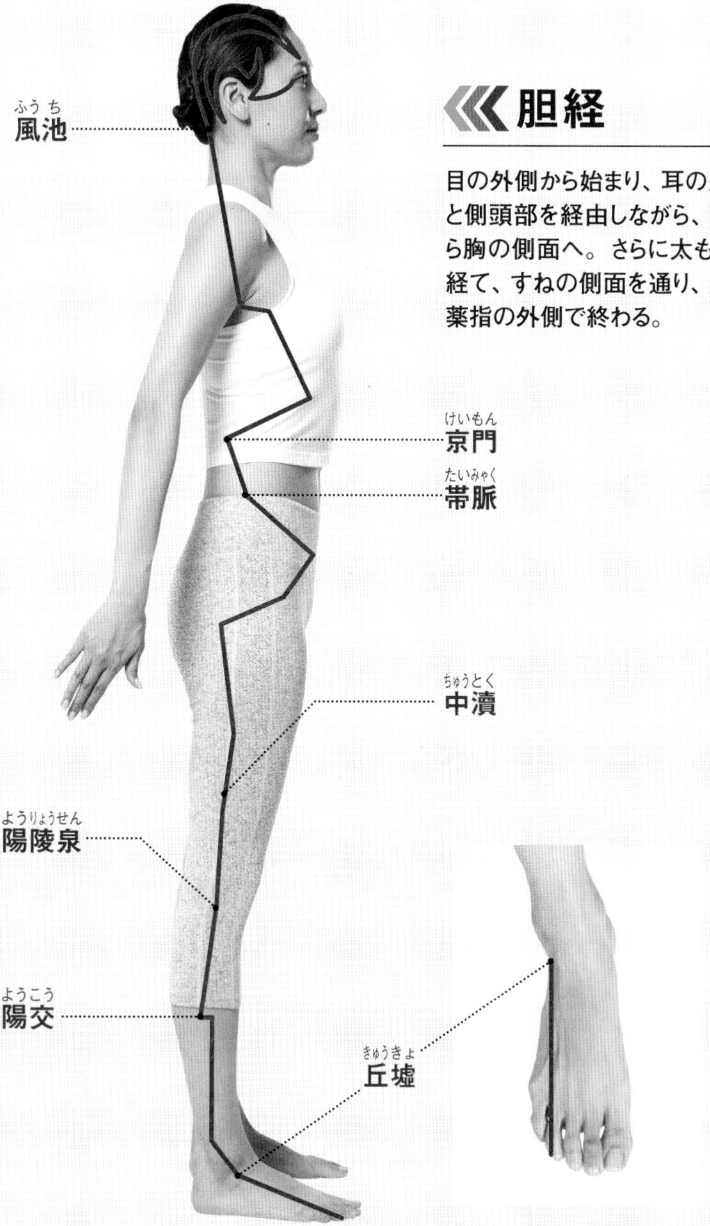

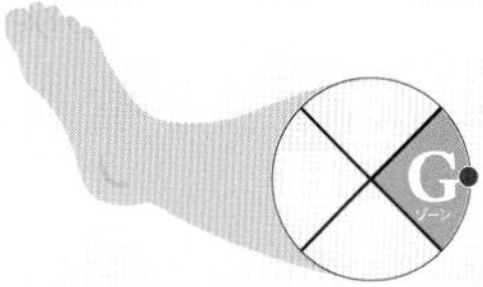

足の少陽胆経

経絡の詰まりをCHECK!

Gゾーンには、頭から足先まで、全身の側面を通る胆経がある。ここが詰まっていると、体を横に倒したとき、脚の側面からつながるラインに痛みやつっぱり感などが生じる。

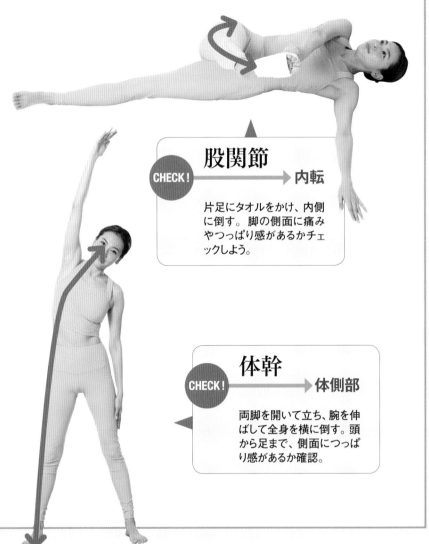

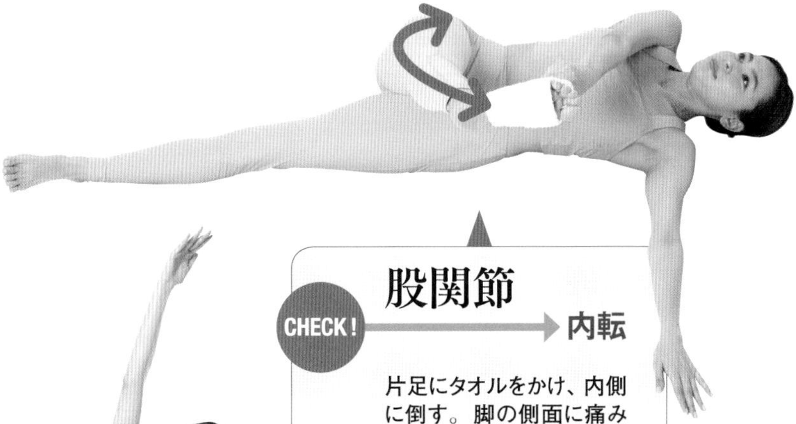

股関節

CHECK! → 内転

片足にタオルをかけ、内側に倒す。脚の側面に痛みやつっぱり感があるかチェックしよう。

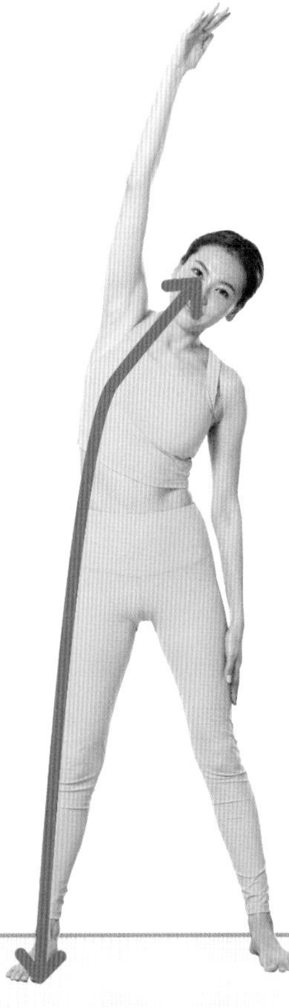

体幹

CHECK! → 体側部

両脚を開いて立ち、腕を伸ばして全身を横に倒す。頭から足まで、側面につっぱり感があるか確認。

このGゾーンを流れる「胆経《たんけい》」は、肝《かん》のコントロールのもとで胆汁を貯蔵したり、排泄《はいせつ》して消化を助ける働きを持ちます。また「六腑」のなかで唯一、貯蔵の機能を持つ経絡であり、東洋医学でいう「気」と「血《けつ》」をスムーズに流し、全身に行き渡らせるという働きを併せ持つのも特徴です。

また〝大胆〟という言葉があるように、胆経は精神面において、勇気、度胸などの感情をつかさどります。決断力が鈍ったり、おどおどするようになったら、胆経のバランスが崩れているサインと考えられるでしょう。

目尻から始まり、耳まわりや側頭部を行き来する経絡でもあり、これが滞ると周辺の不調につながることも。体の側面にあるゾーンを伸ばすポーズで、詰まりを解消しましょう。

経絡を流すヨガのポーズ

足の少陽胆経 G ゾーン EASY

体側を伸ばすポーズ

体の側面を丸くしながら経絡を伸ばすことで、首や腰まわりの硬くなっている部分をはっきり感じられるこのポーズ。普段は伸びにくい部分がほぐれて、血流アップ効果も期待できます。

Start!

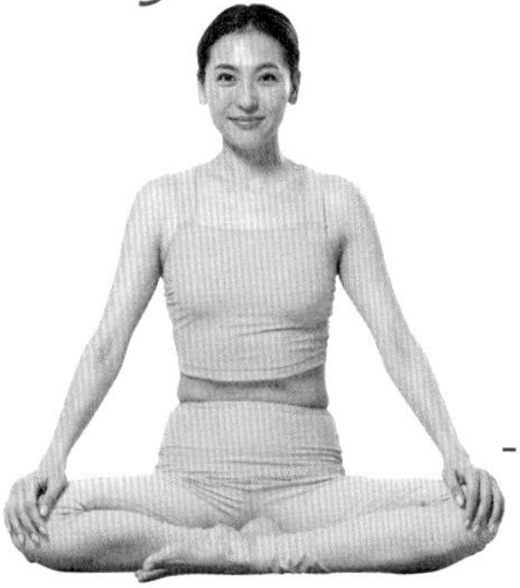

1 あぐらをかいて座り骨盤の前後を触って確認

両脚を体の前で曲げ、あぐらをかいて座る。さらに骨盤の前後に手を当てて、骨盤が真っすぐに立っていることを確認。

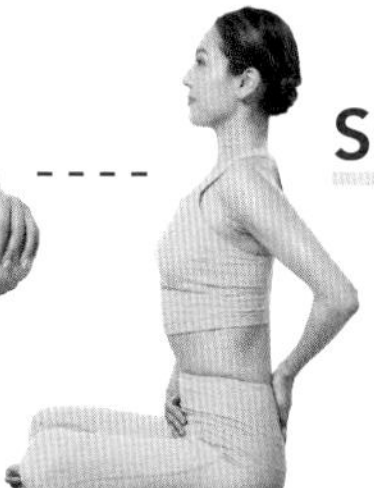
SIDE

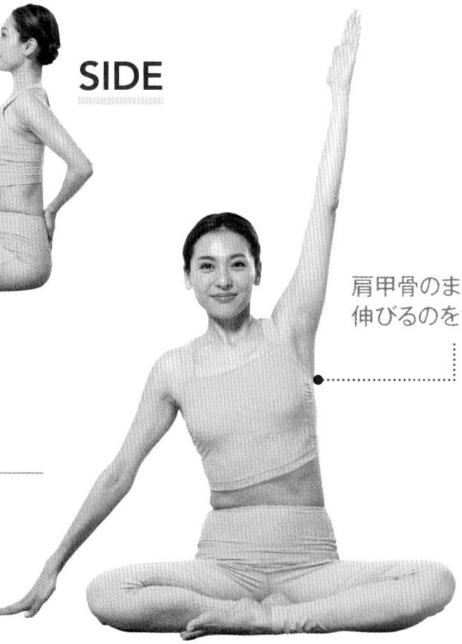
肩甲骨のまわりが
伸びるのを意識

2 体側を伸ばしながら片手を横から上げる

片手を横から真っすぐ上げ、反対側の手は床に置く。このとき、肩甲骨まわりと体側をしっかり伸ばしながら腕を上げること。

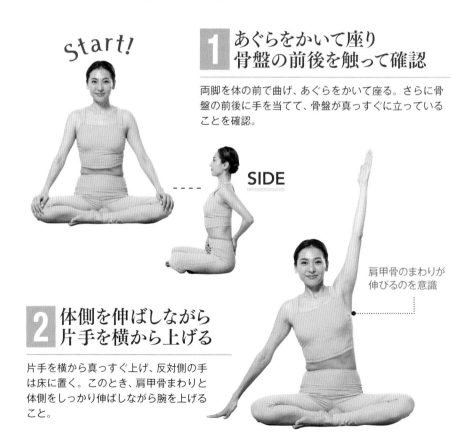

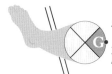

体側の丸いラインを意識して経絡をまんべんなく伸ばす

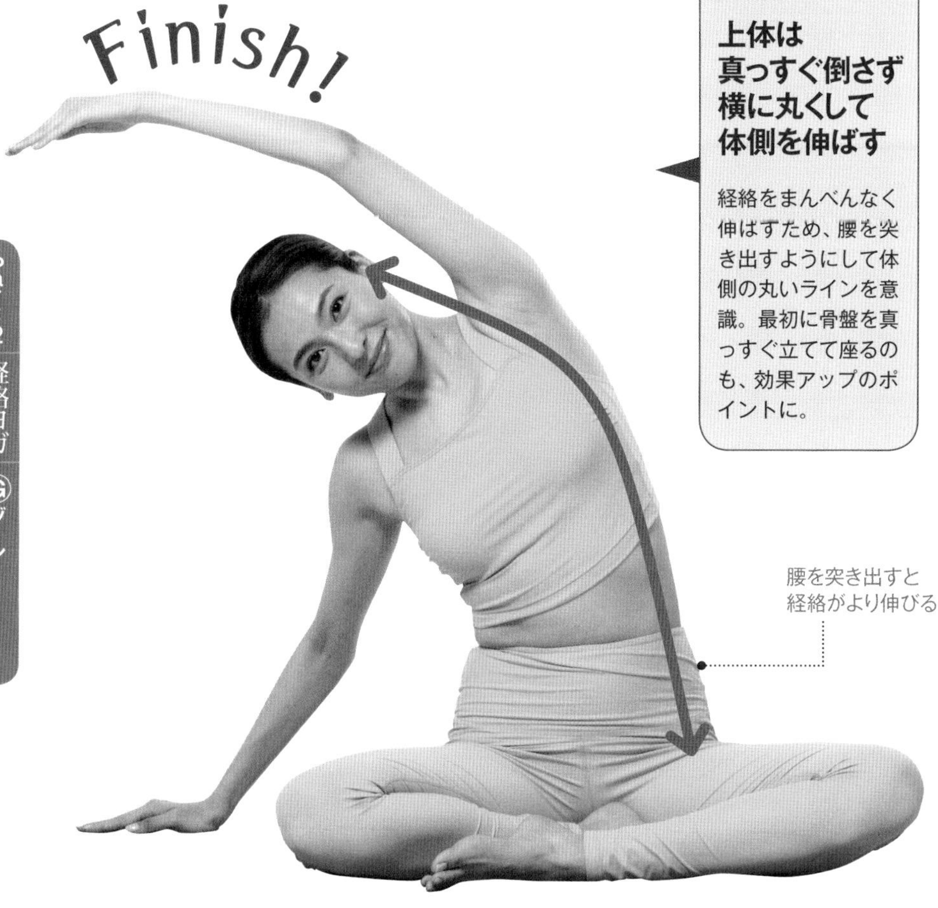

経絡 POINT

上体は真っすぐ倒さず横に丸くして体側を伸ばす

経絡をまんべんなく伸ばすため、腰を突き出すようにして体側の丸いラインを意識。最初に骨盤を真っすぐ立てて座るのも、効果アップのポイントに。

3 体側を丸くしながら伸ばした経絡に呼吸を送る

息を吐きながら、上体を横に丸めるように倒す。体側で伸ばされる経絡に呼吸を送るように5呼吸キープ。吸いながら戻り、反対側も同様に行う。

足の少陽胆経

G ゾーン HARD

脚を伸ばす ハトのポーズ

床につけた脚の側面を、付け根のそけい部からパワフルにストレッチ。
硬さがある部分は経絡に詰まりがある可能性大なので
脚や上体の位置を調整しつつ、イタ気持ちよく伸ばしましょう。

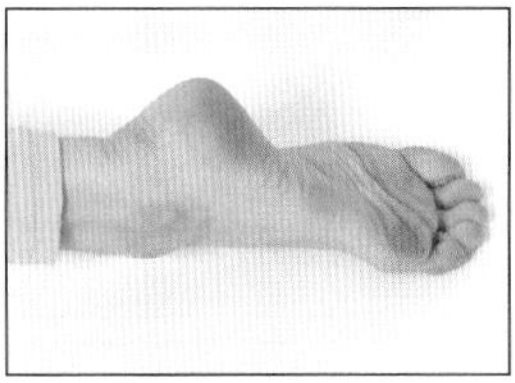

足の甲を床につけ
骨盤は正面に向ける

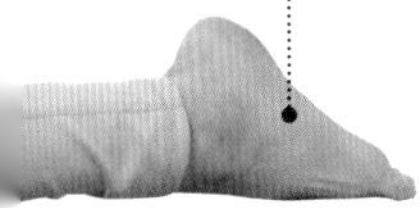

1 四つんばいで片脚を曲げ 反対の脚は伸ばす

四つんばいになり、息を吸いながらひざを
外側に曲げて両手の間に置く。反対の脚は
後ろへ伸ばし、足の甲を床につける。

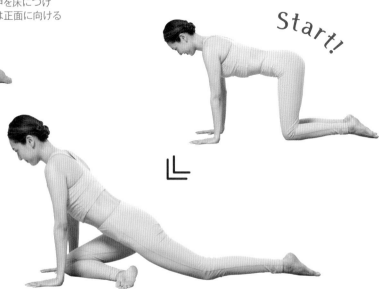

Start!

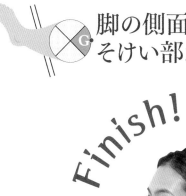

脚の側面に伸びる経絡を そけい部から効率よくストレッチ

Finish!

経絡 POINT

背中を 真っすぐにして 前脚の側面を しっかり伸ばす

上体が前かがみになると、前脚の側面にある経絡がしっかり伸びない。余裕があれば、ひざの角度を90度にするとストレッチ効果がさらにアップ！

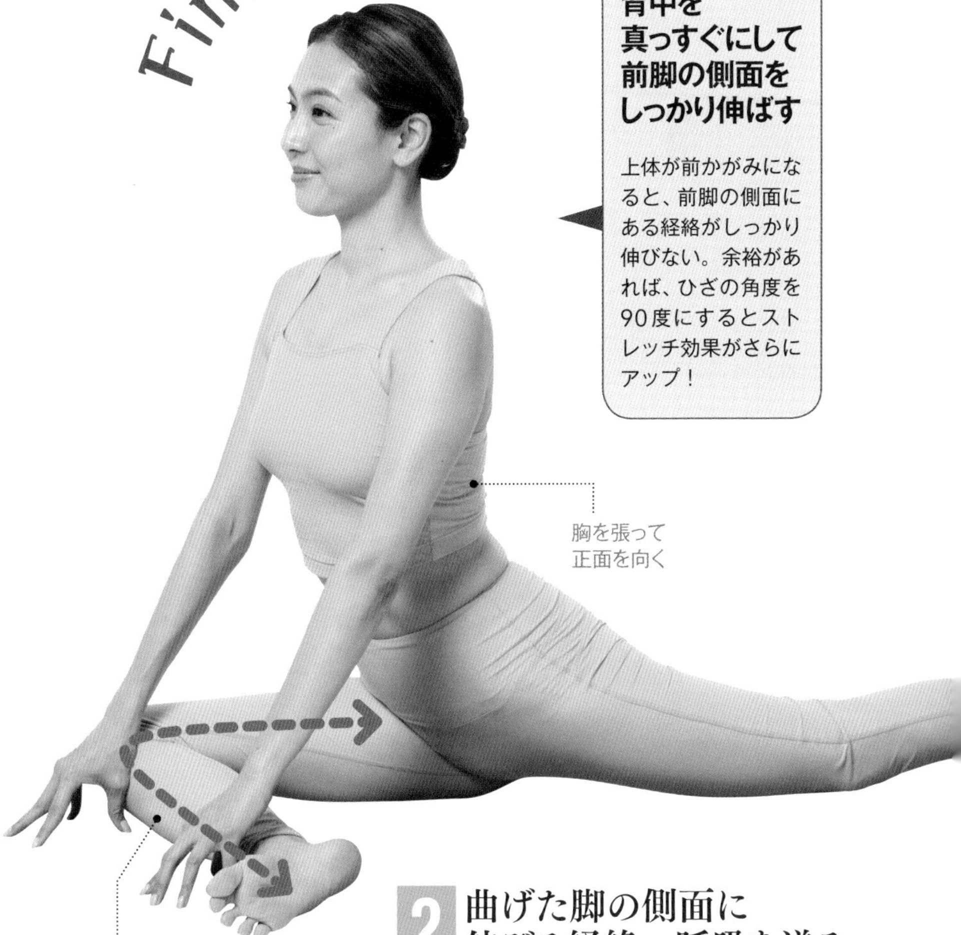
胸を張って
正面を向く
脚の外側面を
伸ばす

2 曲げた脚の側面に伸びる経絡へ呼吸を送る

手の指をカップのように丸めて立て、骨盤が前後にねじれないように上体を正面に向けたまま起こす。曲げた脚の側面に伸びる経絡に呼吸を送るように、5呼吸キープ。反対側も同様に行う。

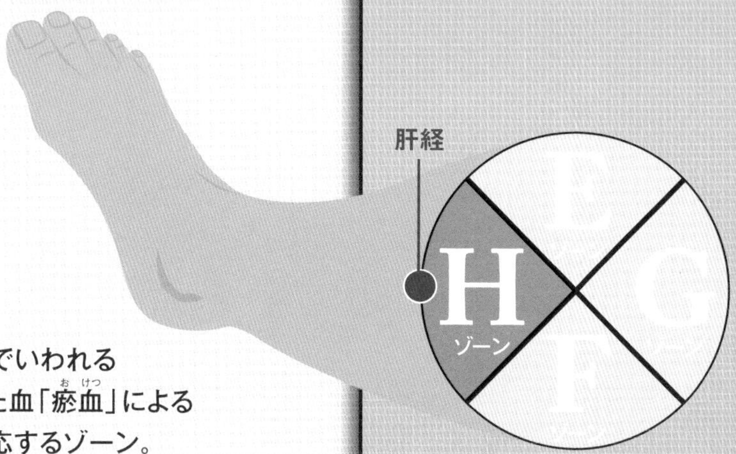

足の厥《けつ》陰《いん》肝《かん》経《けい》

〝瘀《お》血《けつ》〟を改善して肌や目、感情もクリアに

東洋医学でいわれる
古く汚れた血「瘀血《おけつ》」による
悩みに対応するゾーン。
シミなどの肌トラブルのほか、
目の不調、血圧の安定などにも
関連します。また自律神経を整えて
怒り・不安を落ち着かせる効果も大。

こんな不調の人に

- 肩こり
- 目の疲れ
- 高血圧
- ストレス
- 肌のシミ

伸ばすのはこの経絡

肝経

足の親指の内側から始まり、足の甲からすねの内側の中央部を通って、内ももを上がっていく。さらに下腹部を経て、みぞおちの下へとつながる。

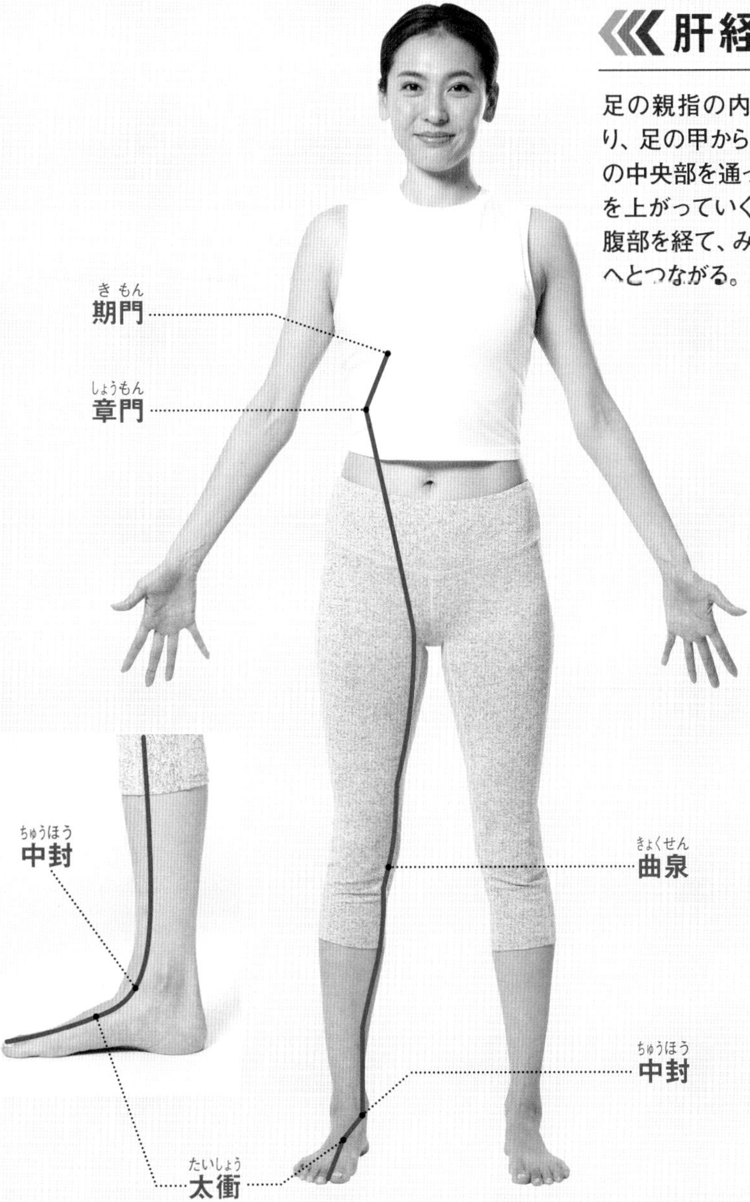

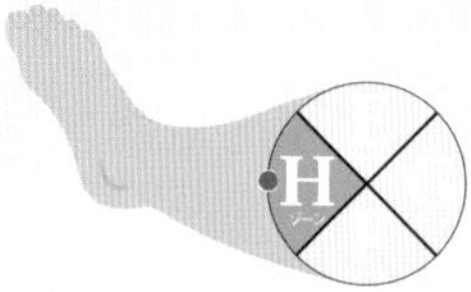

足の厥陰肝経

経絡の詰まりをCHECK！

脚の内側を通り、そこから体側部につながる肝経。Hゾーンの詰まりは、股関節を開いたり、上体をねじったときに、内ももや体幹部に表れるつっぱり感や違和感でわかる。

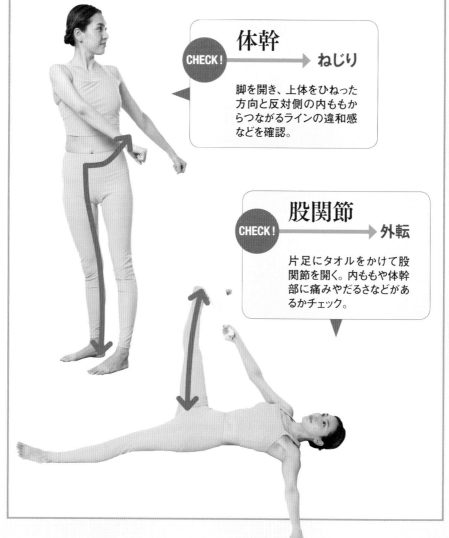

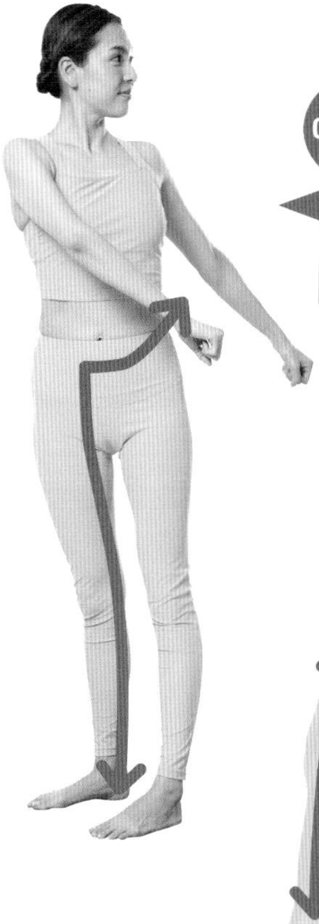

体幹

CHECK！ → ねじり

脚を開き、上体をひねった方向と反対側の内ももからつながるラインの違和感などを確認。

股関節

CHECK！ → 外転

片足にタオルをかけて股関節を開く。内ももや体幹部に痛みやだるさなどがあるかチェック。

東洋医学では血流が停滞してドロドロになった状態を〝瘀《お》血《けつ》〟といい、これは「肝経《かんけい》」が滞って生じるものと考えられています。ひとつには、肝が持つ「気《き》・血《けつ》・水《すい》（津液《しんえき》）」を体の隅々に行き渡らせる働きの乱れによるもの。もうひとつは、血を貯蔵して、全身に巡る量をコントロールするという働きの乱れによるものです。このため、肝の不調はシミなどの肌トラブルのほか、血が滞ることによる肩などの凝り、痛みを招く原因とされています。また気血の流れが乱れることで、怒りや不安などの感情として表れることもあります。

肝経は筋肉や自律神経、目や爪ともかかわりが深い経絡。これらに不調があれば、脚の内側を通るHゾーンから体幹部にかけてを〝ねじり〟の動きで刺激し、滞りを改善して。

経絡を流すヨガのポーズ

足の厥陰肝経

H ゾーン

EASY

脚を組んで倒すポーズ

交差させた脚の重みで、ねじりの動きをさらに深める
このポーズ。太ももから脚の付け根、体幹まで、日常生活では
伸ばしづらい部分を効果的にストレッチすることができます。

1 あおむけの姿勢で両ひざを曲げる

あおむけの姿勢からスタート。両手を下に向けて床につけ、さらに両ひざを曲げて立てる。

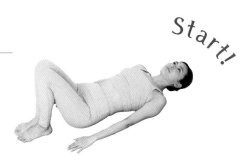

2 両手を真横に広げて脚を深く組む

手のひらを下に向けたまま両手を真っすぐ真横に広げる。さらに、脚をクロスさせて深く組む。

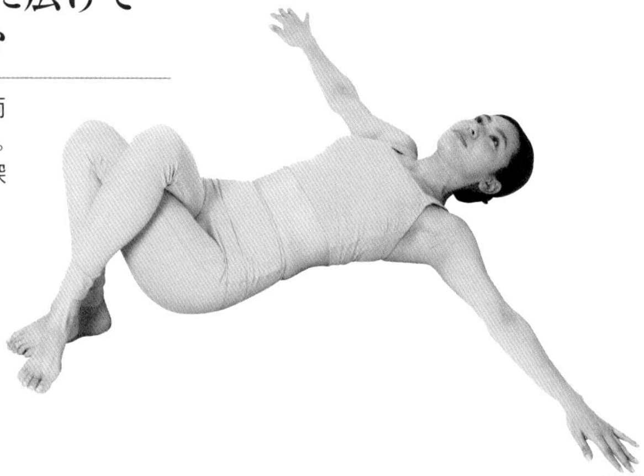

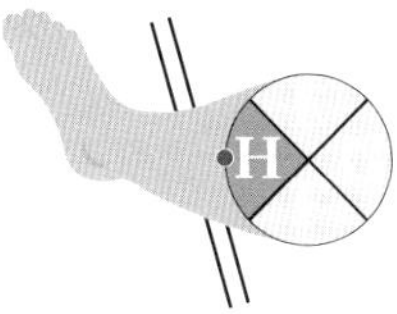
H

上体と脚を対角に倒して深く心地よく体幹をねじる

経絡 POINT

体幹のねじれを感じながら力を抜いてストレッチ

ねじりの動作とともに、外側へ倒した脚の内ももから体幹部へつながる経絡の伸びを感じよう。無理のない範囲で行い、体をリラックスさせるのもコツ。

Finish!

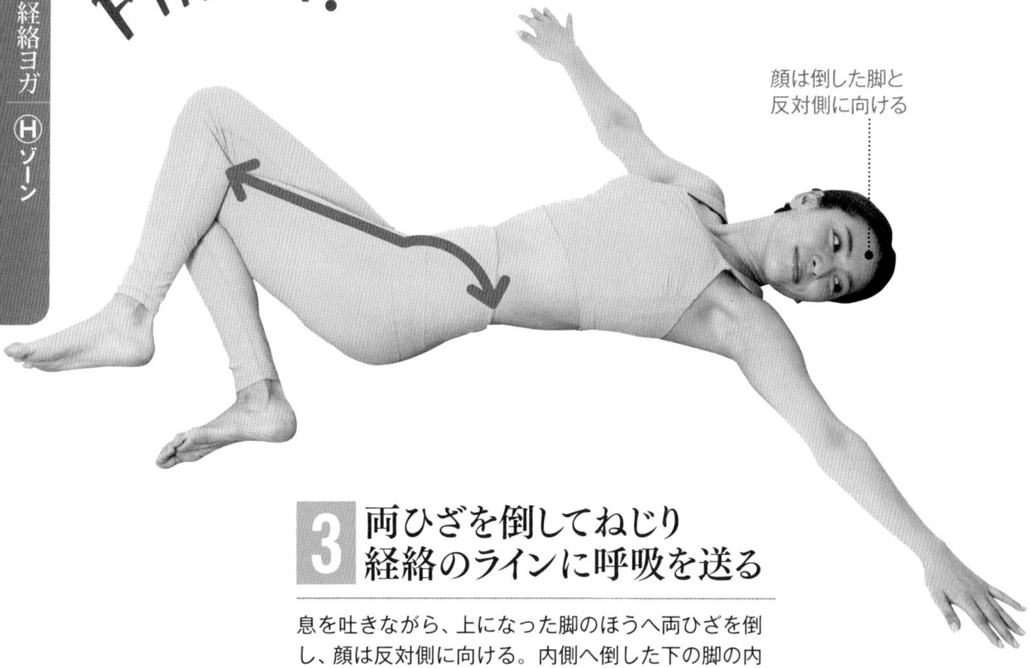
顔は倒した脚と
反対側に向ける

3 両ひざを倒してねじり経絡のラインに呼吸を送る

息を吐きながら、上になった脚のほうへ両ひざを倒し、顔は反対側に向ける。内側へ倒した下の脚の内ももから、ねじった体幹につながる経絡のラインに呼吸を送り、5呼吸キープ。反対側も同様に行う。

足の厥陰肝経

H ゾーン HARD

ねじりの開脚前屈ポーズ

開脚にねじりを加えて、経絡が流れる脚の内側を強力にストレッチします。肩や胸を開いて深く呼吸することで、経絡が伸ばされるその効果をより実感できるでしょう。

1 両脚を左右へ広めに開いて立つ

両脚をそろえて背筋を伸ばし、真っすぐ立つ。ここから両脚を左右へ広げ、広めに開く。

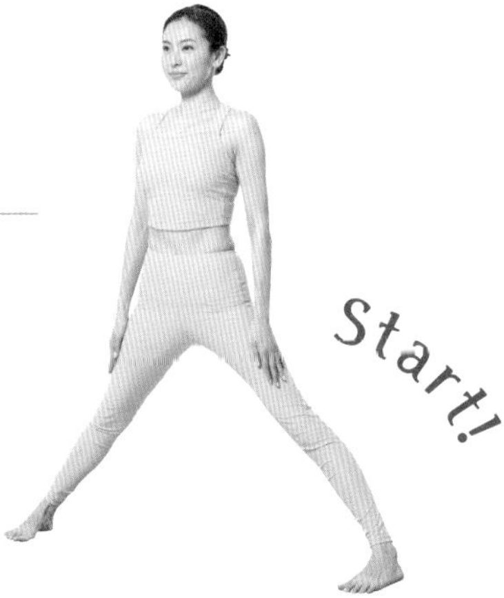

2 前屈して両手をつき息を吸って顔を上げる

息を吐きながら、前屈して頭頂部を下げ、両手は床に下ろす。続いて息を吸いながら、ひじを伸ばして顔を前に向ける。

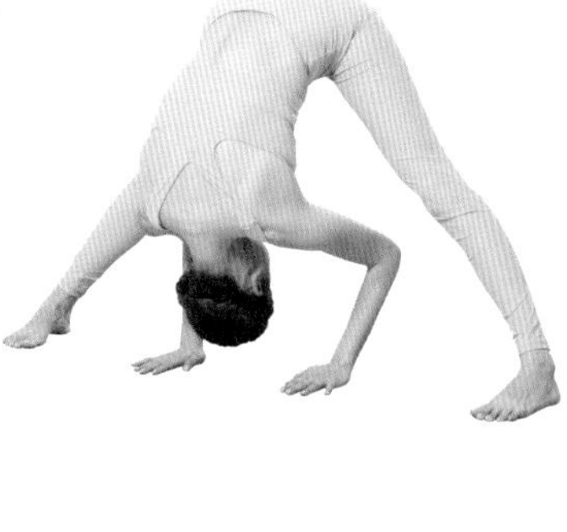

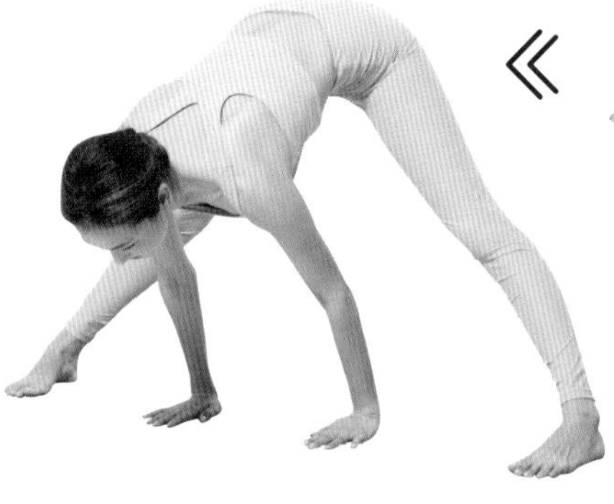

腕を伸ばして体幹を大きくねじり 脚からつながる経絡を刺激

3 手を上下に伸ばして ねじった経絡に呼吸を送る

床につけていた両手の間に片手をずらして置き、息を吸いながら、反対の手を真っすぐ上に伸ばして肩を開く。目線は上に向け、脚の内側から体幹につながるねじりのラインに呼吸を送るように5呼吸キープ。反対側も行う。

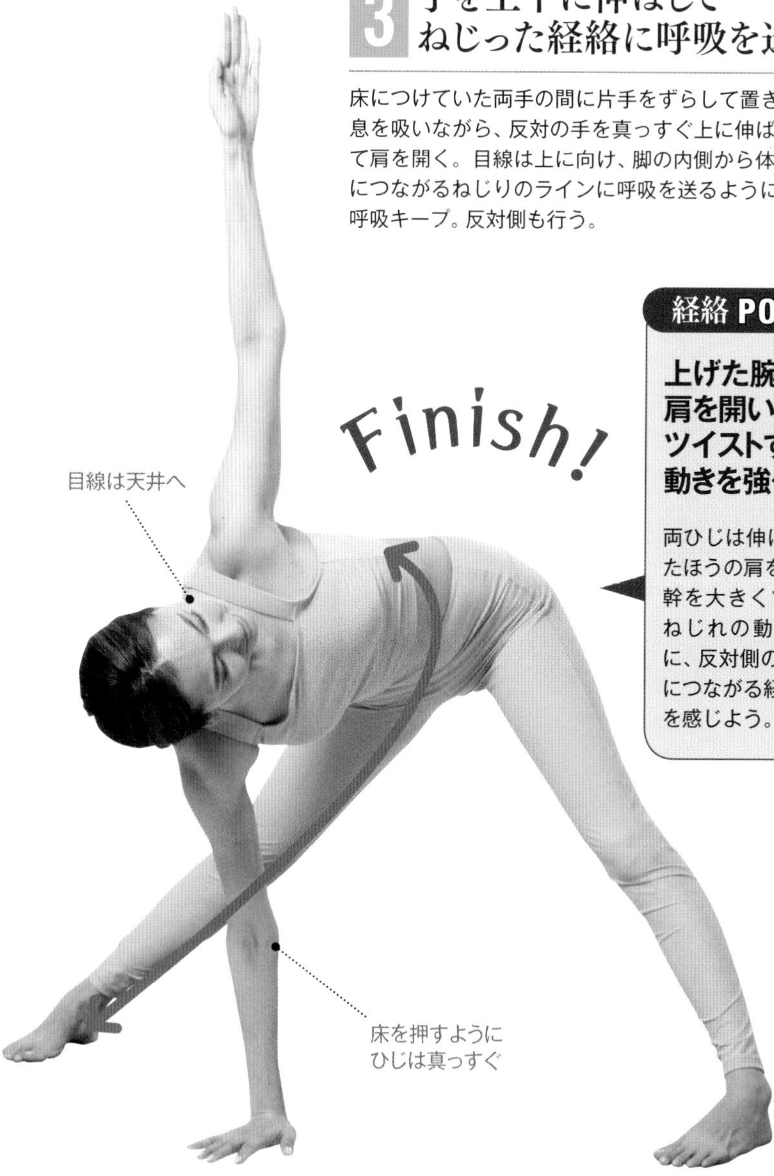
Finish!
目線は天井へ
床を押すように
ひじは真っすぐ

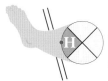

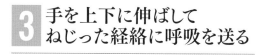

経絡 POINT

上げた腕の肩を開いてツイストする動きを強化

両ひじは伸ばし、上げたほうの肩を開いて体幹を大きくツイスト。ねじれの動きとともに、反対側の脚の内側につながる経絡の伸びを感じよう。

Part3

お灸ヨガ

お灸は、古代中国において2千年以上も前にその理論が確立された東洋医学の伝統的な施術法。ツボ刺激が急性の症状に有効であるのに対し、慢性的な症状に、より効果があるとされています。温熱による刺激が経絡にスーッと浸透し、体がじんわりゆるんで温まる、その心地よさは格別。目的に応じたリラックスポーズで、疲れた体と心を解き放ちましょう。

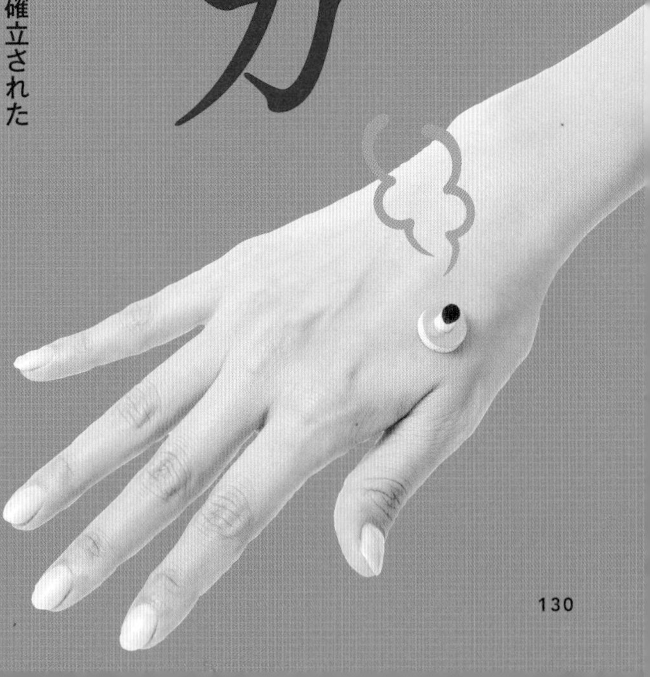

まずは
Check!

いますぐ必要なポーズがわかる！

お悩み・不調別 INDEX

鍼灸師が直伝!

お灸ヨガのやり方

1 ポーズに入る前にまずツボの位置を確認

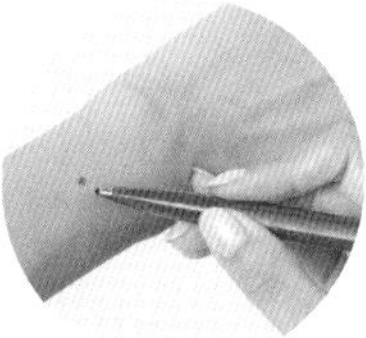
印をつけると
わかりやすい!

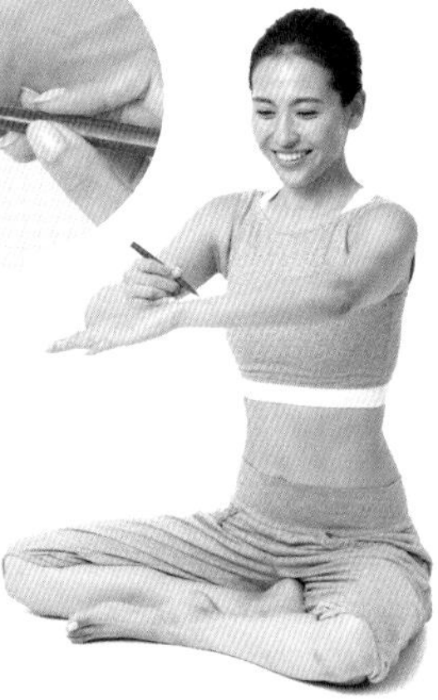

指先で押すと響いたり、痛気持ちいいところにツボがある。慣れないうちはマーカーなどで目印を付けておくと後が簡単。ライターと、燃え終わったお灸を入れる灰皿なども準備しておこう。

2 お灸を指先に貼って火をつける

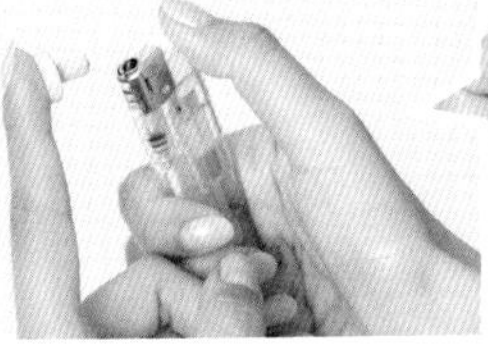

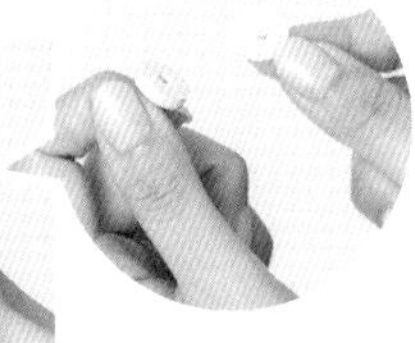

台座の裏紙をはがしたら、利き手と反対の指先に粘着部を貼る。続いて利き手でライターを持ち、お灸の先端に火をつける。

3 台座を持ってお灸を貼る

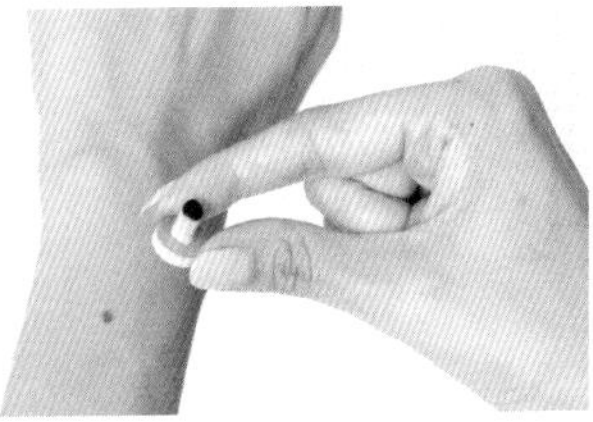

お灸に火がついたら台座の両脇を持って、ツボの上に優しく、しっかり貼り付ける。2点に置く場合は、時間を空けずに繰り返して。

NG!

ツボに貼ったお灸に後から火をつけないで

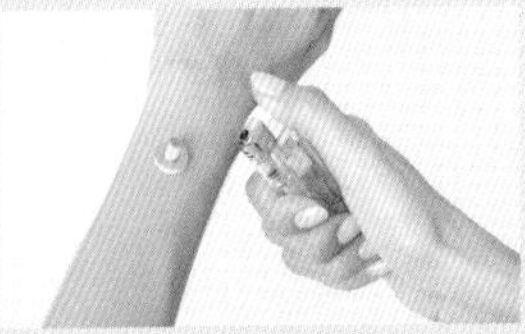

慣れないうちは特に、まずお灸に火をつけてからツボに貼ると安全。そのためにも、事前にツボの位置を確認しておくとスムーズ。

お灸の2点置きで効果がぐんとアップ！

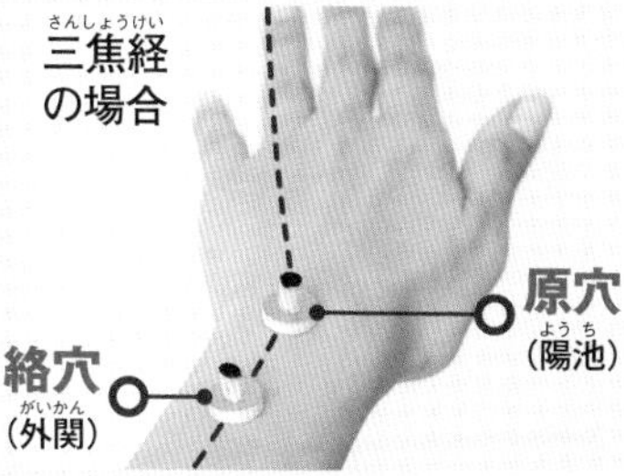

お灸ヨガで主に用いるのは、それぞれの経絡のなかでも「絡穴」という種類のツボ。お灸をするのはこの1カ所だけでもOKですが、余裕があれば同じ経絡上にある特効ツボ「原穴」にもダブルでお灸をするのがお薦めです。2カ所のツボから温熱刺激を与えることで経絡の流れがよりスムーズになり、さらなる効果が期待できるのです。

絡穴《らくけつ》とは？

主要な12経絡（P14）が分岐して、表裏の関係にある他の経絡へとつながるポイントにあるツボ。例えば三焦経の場合、対応する心包経につながるのが外関（P143参照）。両方の経絡に作用するため、特に慢性的な症状への反応が表れやすいという特徴があります。

原穴《げんけつ》とは？

それぞれの経絡のなかでも、生命活動の原動力になる「原気（＝元気）」が集まる特効ツボ。対応する臓腑《ぞうふ》の原気が多く集まるため、東洋医学の施術では特に多用されています（P20も参照）。

4 経絡を伸ばしながらポーズをキープ

ツボがある経絡を伸ばしながら、深く呼吸してリラックス。お灸の火が消える直前は、特にキュッと強い熱さを感じることも。無理なく続けられるなら、そのまま火が消えるまでポーズをキープ。

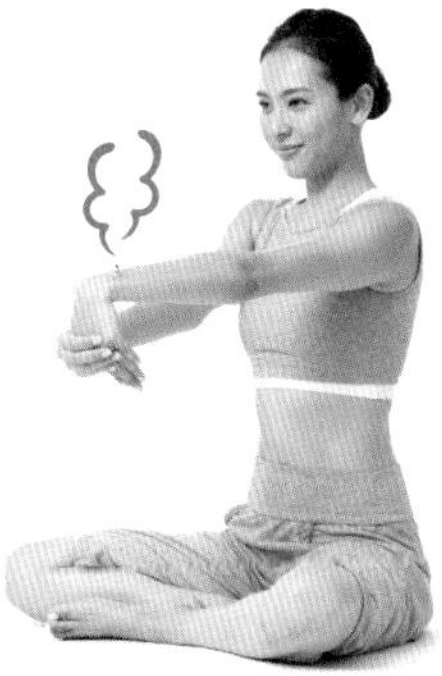

5 台座が冷えたらお灸を取る

火が消えた後もお灸の温熱効果は続くため、ポーズをほどいた後もしばらくそのままに。台座が完全に冷えてから取りはずす。

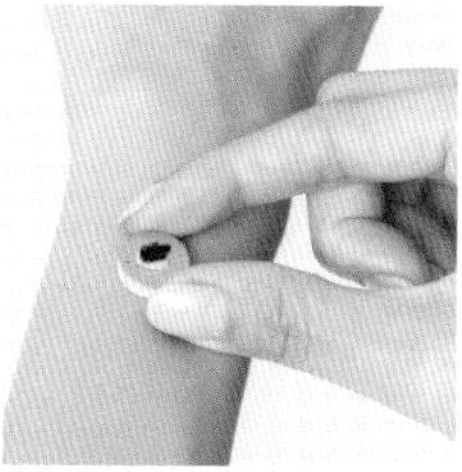

6 最後はシャバアーサナでリラックスしても

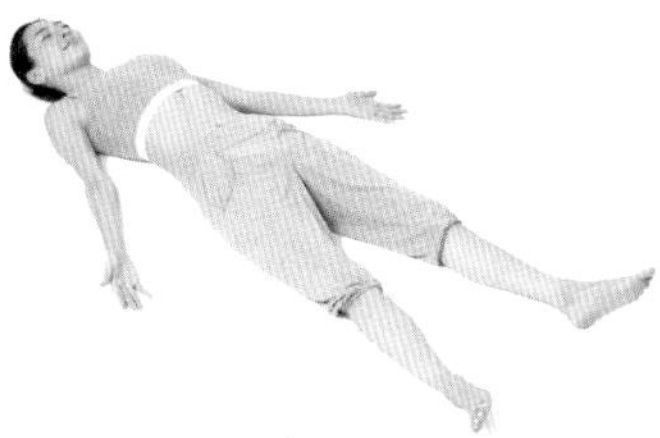

複数回行ったときや時間があるときは、両手足を軽く広げて横になるシャバアーサナ（しかばねのポーズ）でしばらく休むのもお薦め。

お灸の温熱でツボをじんわり刺激

お灸とは、悩みや不調に応じたツボを温熱で刺激し、経絡《けいらく》の巡りを整える東洋医学独自の治療法です。材料となるもぐさは、よもぎの葉の裏にある綿毛を集めたもの。よもぎは漢方の生薬でもあり、浄血・増血・利尿作用などがあるとされています。

また、もぐさの特徴的な香りは精油成分の「チネオール」によるものです。もぐさを燃やして生じる温熱によって、これらの成分が皮膚に浸透。さらに熱の刺激によって血行が促され、血液中の白血球が増えて免疫力が高まるとも言われます。

こうしたお灸を、ヨガのポーズと組み合わせることで相乗的な効果を狙ったものが「お灸ヨガ」。経絡上の特効ツボをお灸で刺激し、同時にその経絡を伸ばすことで、さらなる巡り改善効果が期待できるのです。

実際に行うと、温熱の刺激が経絡にスーッと浸透し、体がじんわり、気持ちよくほぐれるのがわかります。緊張した体や心がリラックスして、ポカポカ温まるのを感じる人も多いでしょう。お灸は昔から一般に慣れ親しまれてきたセルフケアなので、どうぞ気軽に試してみてください。

お灸の煙の流れを確認してみよう

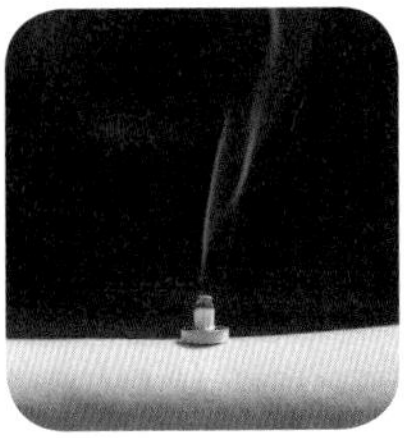

煙がスーッと真っすぐ立つと、経絡がスムーズに流れる“道”が開通したと考えられる。

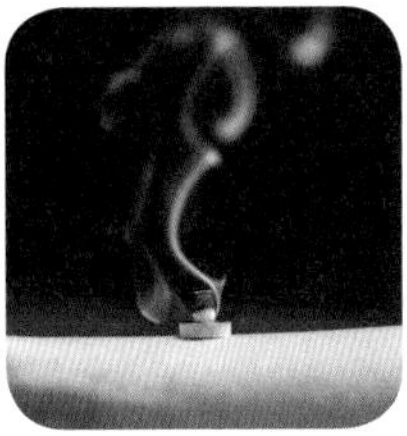

煙が揺らぐと“気”がうまく通っていない可能性も。気持ちを落ち着けて、ゆっくりお灸に集中を。

お灸が経絡の巡りを改善する効果は、煙の状態によっても見ることができます。風や空気の流れでも変わるのであくまで目安ですが、経絡と“気”の流れを感じるという意味では、意識してみるのもいいでしょう。

初心者にもお薦めのお灸ガイド

お灸ヨガで使用するのは、肌に貼るタイプの台座灸。商品によって温熱レベルが異なりますが、初心者ならまず比較的マイルドなスタンダードタイプがお薦めです。慣れたらさまざまなタイプを試してみるのもいいでしょう。

無煙タイプ

お灸の残り香が気になる場合は、煙や匂いが出ないタイプや、少ないものを選ぶ方法も。お灸による温熱効果は一般的な台座灸と同じように得られる。

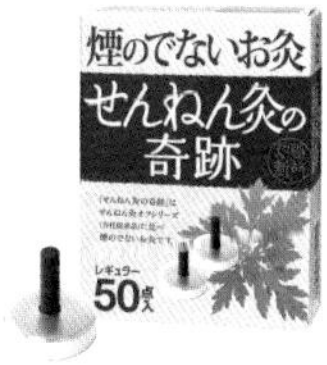

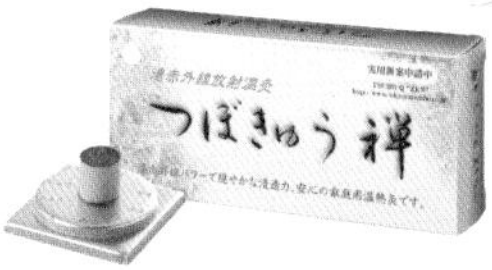

<上>もぐさを炭化し、温熱が長続きする煙の少ないお灸。「せんねん灸の奇跡 レギュラー」Ⓑ
<下>特殊シートが遠赤外線を放射し、心地いい温熱が深部へ浸透。「無煙つぼきゅう禅」Ⓒ

スタンダードタイプ

お灸が初めてなら、まずはスタンダードな温熱タイプのものから試したい。ほどよく感じられる熱の刺激が、お灸ヨガにも最適。

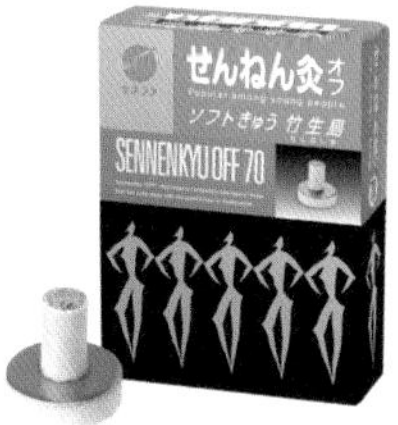

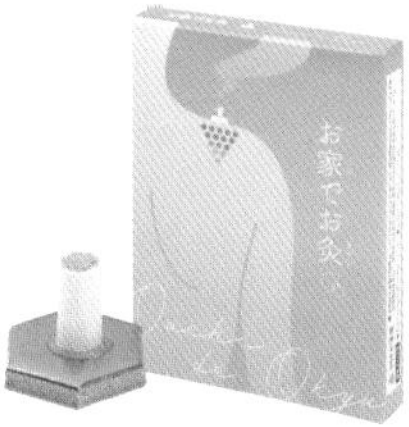

<右>柔らかな温熱と心地いい刺激が特徴。「お家でお灸」Ⓐ　<左>お灸初心者や敏感肌の人でも使いやすい。「せんねん灸オフ ソフトきゅう 竹生島」Ⓑ

香りタイプ

アロマによるリラックス効果で、お灸のゆったり気分をさらに満喫。その日の気分によって香りをセレクトするのも楽しい。

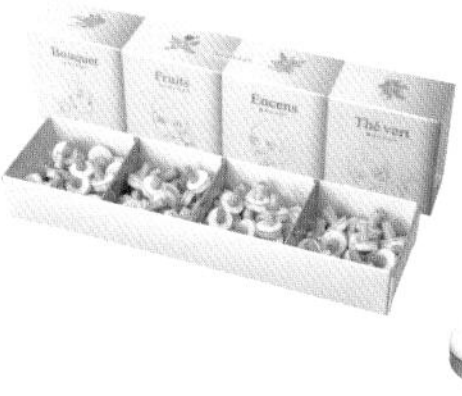

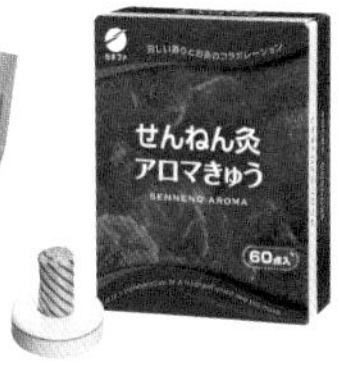

<右>ソフトな温熱でアロマがほんのり香る。「せんねん灸 アロマきゅう」Ⓑ　<左>花・果物・香木・緑茶の香りが選べるセット。初心者向けの穏やかな温熱。「はじめてのお灸moxa 4つの香り」Ⓑ

温熱効果をさらに高めたお灸もある

お灸に慣れてきたり熱を感じにくい部分があれば、より温熱効果の高いお灸を選んでも。しょうがやにんにくのスライスを肌に置き、もぐさを燃やして成分を浸透させる昔ながらの「隔《かく》物《ぶつ》灸《きゅう》」を応用した商品もあります。

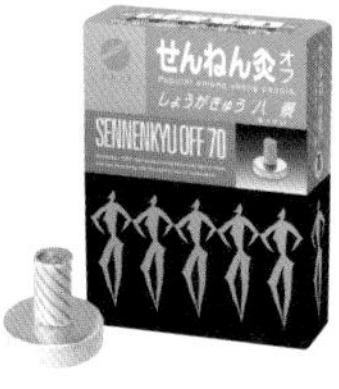

しょうが成分をもぐさに巻き込み、血行を促進。「せんねん灸オフ しょうがきゅう八景」Ⓑ　温熱レベル別にみそ灸、にんにく灸もある。

問い合わせ先／Ⓐヤマショウメディカル0120-47-0330　Ⓑせんねん灸・セネファ0120-78-1009　Ⓒ東京山正☎050-5277-2933

初心者も
安心安全

お灸ヨガQ&A

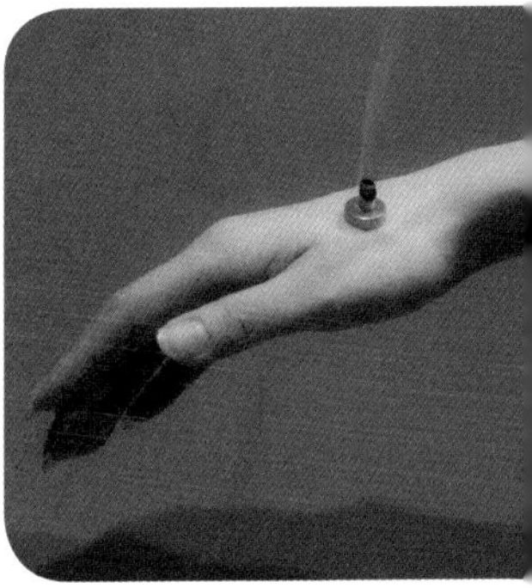

お灸の効果を得るために、温熱の刺激はなくてはならないもの。ただその感じ方は、体の部位や体調、また気候や体質などによっても変化します。目安は、心地よく感じる範囲内で行うこと。最初は優しめの温熱から試して、慣れてきたら自分に適したお灸がわかってくるでしょう。

　誰でも簡単にできる健康法なので不安に思う必要はありませんが、やけどには注意しながら、そのリラックス効果を存分に味わってください。

Q 1度に複数のポーズを行ってもいいですか？

A 気になる不調が複数ある場合、2〜3ポーズを目安に続けて行ってもOK。ただしお灸の作用が刺激になることもあるため、一度に欲張るのは避け、体調を見ながら行いましょう。

Q お灸ヨガは毎日やっても大丈夫？

A 不調をもとから改善するなら、なるべく続けるのがお薦め。ただし皮膚に負担がかかると、やけどや色素沈着の可能性もあるため、様子を見て適度にお休みをはさんでください。

Q お灸ヨガをするのにベストなタイミングは？

A 特に決まりはありませんが、皮膚が柔らかくなる入浴前後の1時間は避けましょう。１日の疲れをとってリラックスする意味では、寝る前のタイミングで行うのもお薦めです。

Q お灸だけを単独でやってもOKですか？

A もちろんOK。合谷（P24）などの特効ツボに行えば、すっきりリフレッシュ効果が期待できます。ただし経絡を伸ばすヨガを組み合わせたほうが、さらに効果を期待できます。

Q 熱くてガマンできない場合の対処法は？

A 熱さが強すぎたり、不快に感じるときは無理せず取り外して。このとき、同じ経絡上にある他のツボに位置をずらすのもいいでしょう。さらに火がまだ消えていなければ、経絡の流れをより高める目的で、刺激が落ち着いた後の元のツボに再び貼り直すのもお薦めです。

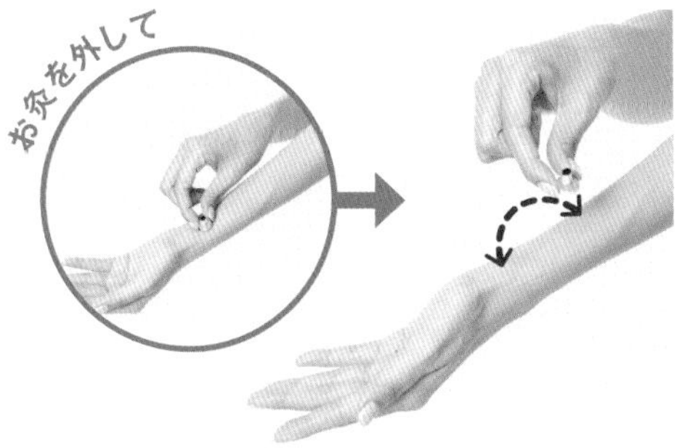

Q さらに即効性を高めたい場合は？

A 同じツボにお灸を2～3回繰り返して効果を高める「追い灸」という方法があります。ただしやけどのリスクも高まるため、我慢できないほど熱く感じたら、無理せずすぐにストップして。

Q なんだか体がダルくなりました…。

A 体が回復に向かう過程で、体を重く感じたりする好転反応が表れることも。そんな場合はシャバアーサナ（P133）で横になるなどして、しばらく体を休めるといいでしょう。

貼るツボ刺激で代用してもOK

お灸ができない場合や、ヨガを行うとき以外にも、持続的にツボ刺激ができるのがメリット。自然にはがれるまで、または長くても2～3日ではがすようにしましょう。

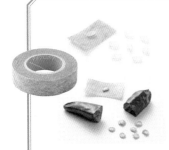

民間療法の「米粒テープ」や「トウガラシの種のツボ貼り」

米粒などを医療用テープでツボに貼る昔ながらの方法もあり、適度な硬さがツボを刺激。そのほか、トウガラシの種を使う裏技も。

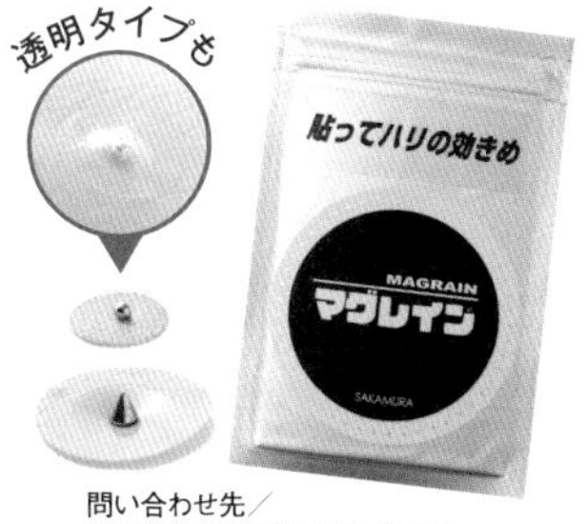

鍼灸院でも使われる金属粒のテープ

金属の粒子をツボに貼り付けて刺激する一般医療機器の「マグレイン」。直径7㎜のスタンダードタイプのほか、刺激がより強い円すい形タイプなどもある。

問い合わせ先／
阪村研究所☎075-701-8171

こんな不調に

お灸ヨガポーズ 1

肩こり

支《し》正《せい》のツボに
お灸をしながら
腕の裏側を伸ばす

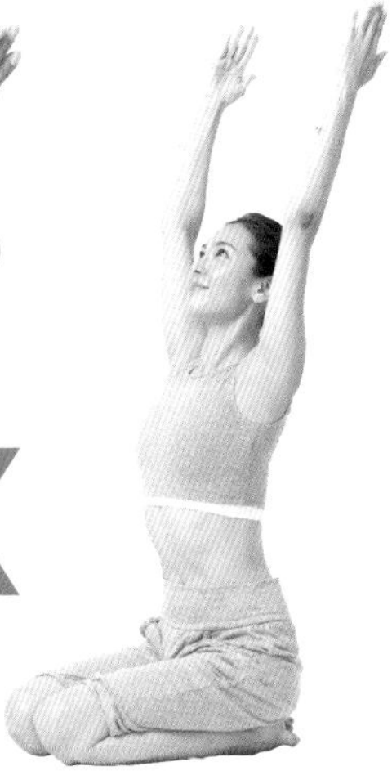

正座になり、ツボ位置を確認。火をつけたお灸を左右のツボに張り、両腕を平行にして真っすぐ上に伸ばす。

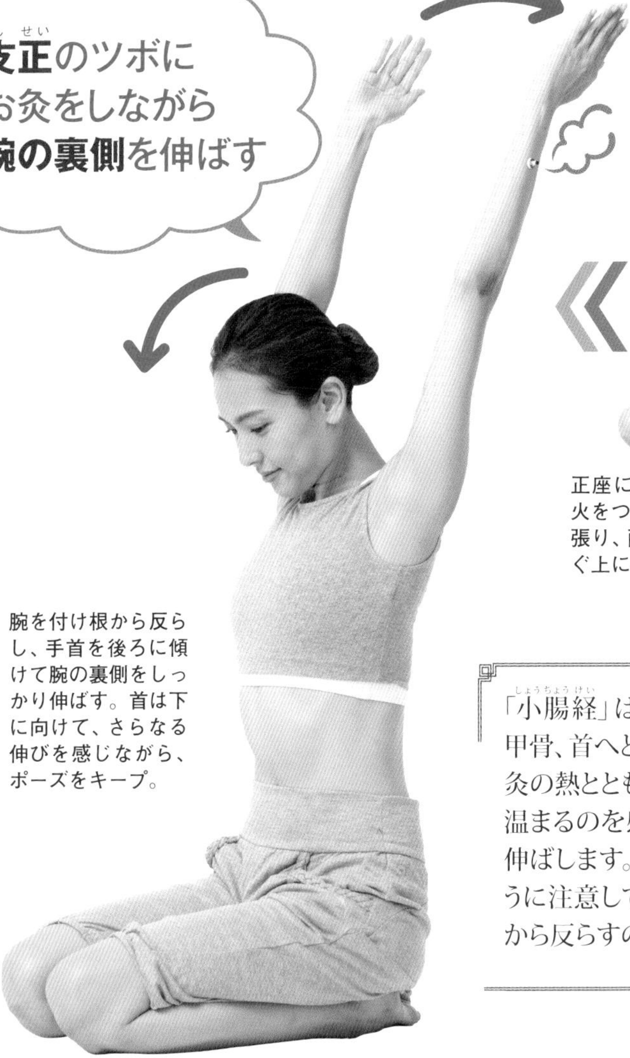

腕を付け根から反らし、手首を後ろに傾けて腕の裏側をしっかり伸ばす。首は下に向けて、さらなる伸びを感じながら、ポーズをキープ。

「小《しょう》腸《ちょう》経《けい》」は、腕の裏側から肩甲骨、首へとつながる経絡。お灸の熱とともに周辺がポカポカ温まるのを感じながら、経絡を伸ばします。腰を反らさないように注意して、腕だけを付け根から反らすのもポイントです。

プラスで
効果UP

腕骨《わんこつ》

小腸経の**原穴《げんけつ》**

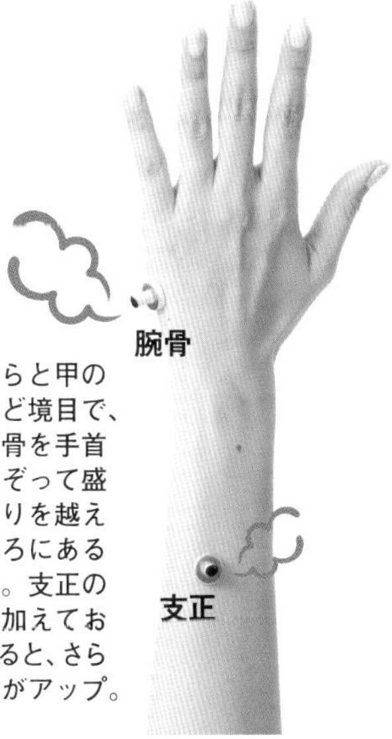

手のひらと甲のちょうど境目で、小指の骨を手首側になぞって盛り上がりを越えたところにあるくぼみ。支正のツボに加えてお灸をすると、さらに効果がアップ。

お灸を貼るツボ

支正《しせい》

小腸経の**絡穴《らくけつ》**

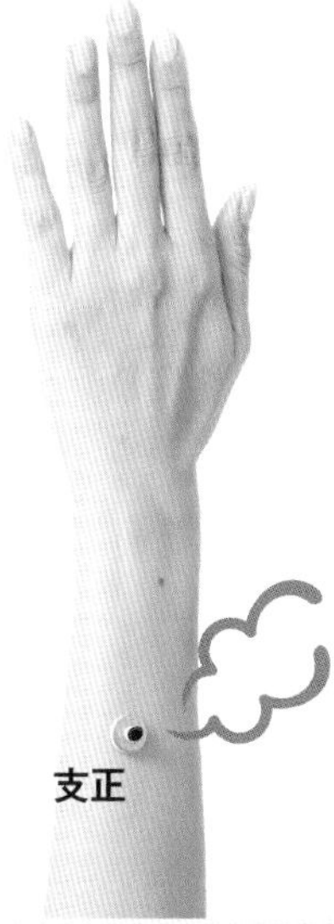

手の甲で小指側にある骨と、前腕の骨の出っ張りの間にある手首のくぼみから親指の横幅5本分ひじ側で、前腕外側の骨のへりと筋肉の間にある。「支正」の名は、ここから小さな経絡の支脈が出ることに由来する。

※小腸経の経絡図はP75参照。

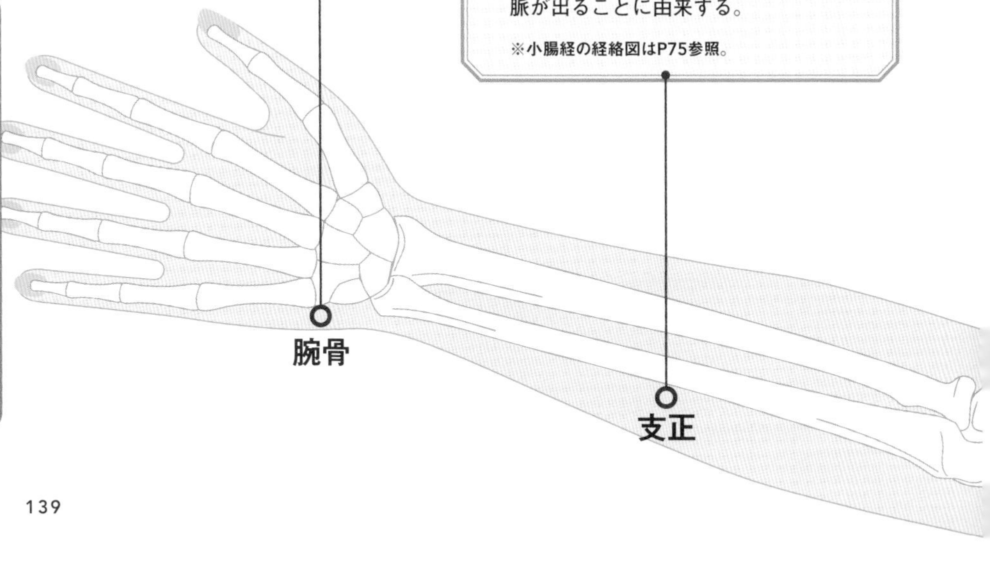

こんな不調に

お灸ヨガ ポーズ 2

腰痛

腰に痛みを感じたら、脚の側面にある「膀胱経《ぼうこうけい》」のツボにお灸をしながら、背中側につながる経絡ごとストレッチできるポーズを。膀胱経は腎経《じんけい》と連係して体の水分代謝もつかさどり、お灸の温熱効果が腰の重だるさを改善に導きます。

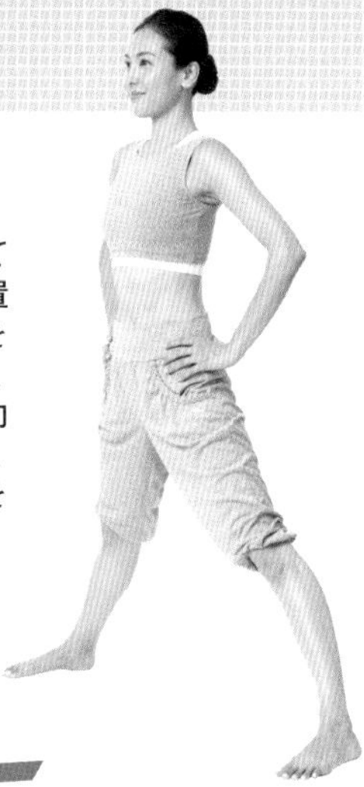

両脚を大きく広げて立ち、ポーズの位置をまず確認。お灸を左右のツボに貼り、足先をやや内側に向けて腰に手を当て、いったん大きく息を吸う。

飛揚《ひよう》のツボに
お灸をしながら
脚の外側を伸ばす

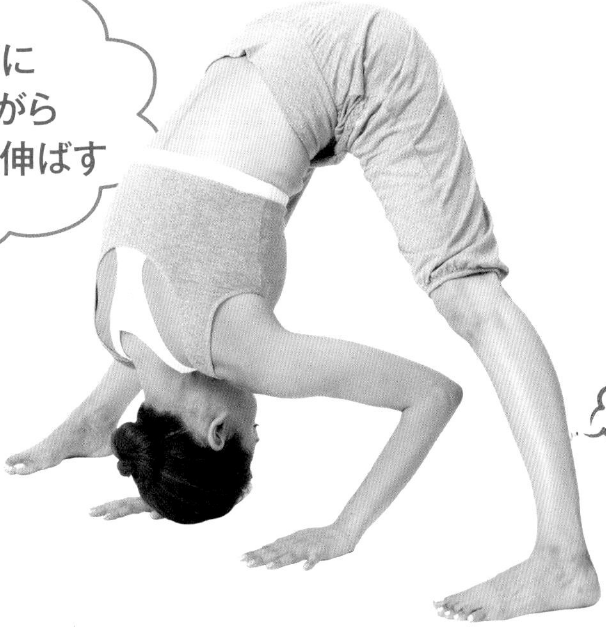

息を吐きながらできるところまで前屈し、両手を床につける。かかと側に体重をのせ、脚の外側を伸ばしてキープ。

お灸を貼るツボ

飛揚《ひよう》

膀胱経の**絡穴《らくけつ》**

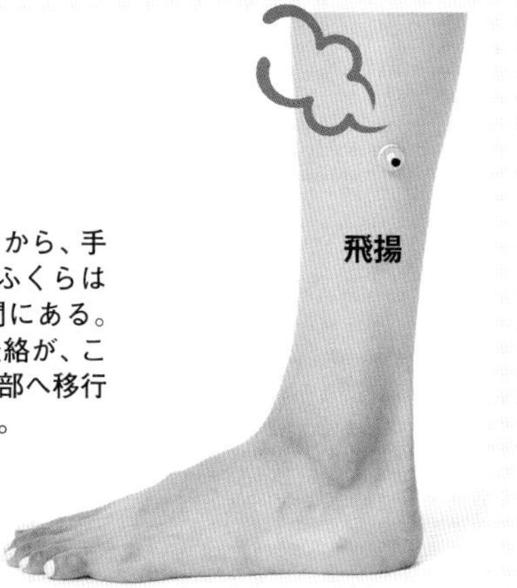

外くるぶしの後ろのくぼみから、手の親指の横幅7本分上で、ふくらはぎの筋肉とアキレス腱の間にある。それまで深層部にあった経絡が、このツボから飛ぶように体表部へ移行することから名付けられた。

※膀胱経の経絡図はP107参照。

プラスで効果UP

京骨《けいこつ》

膀胱経の**原穴《げんけつ》**

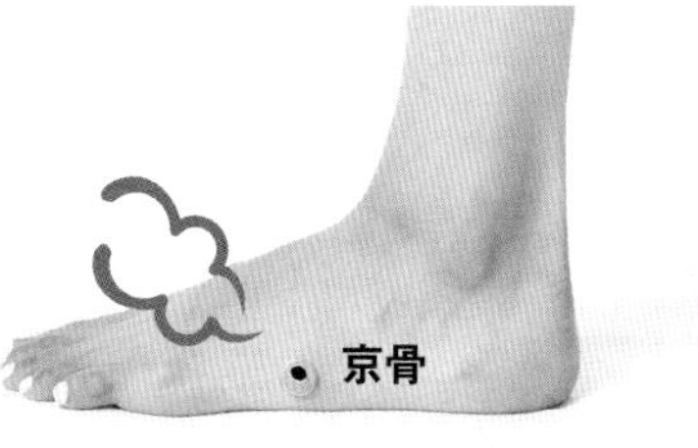

足の甲の小指側にある骨の外側で、かかと寄りのところで盛り上がった部分の前にあるくぼみ。飛揚のツボと同時にお灸をするとさらに効果が高まる。

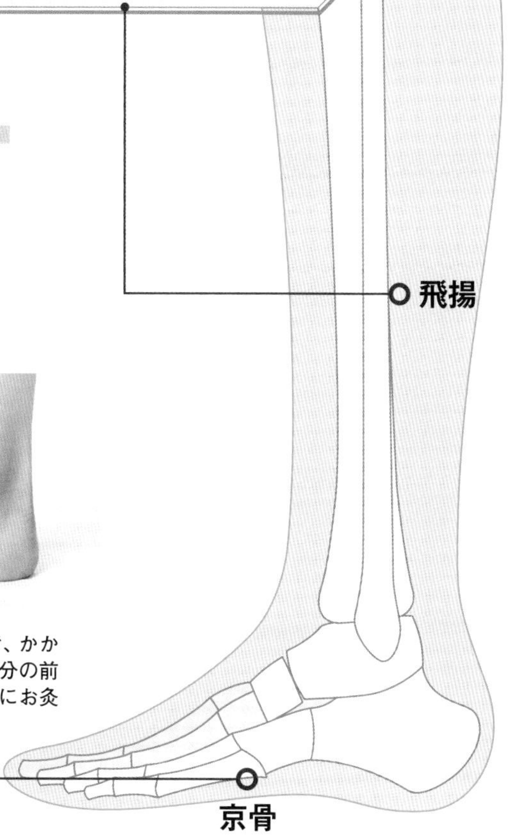

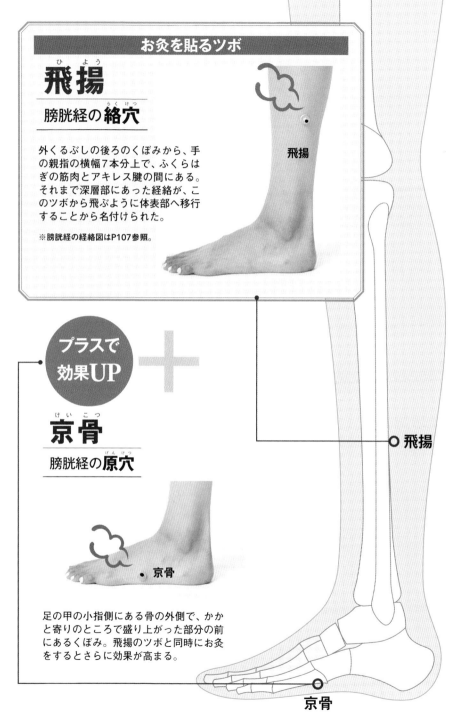

こんな不調に

お灸ヨガ
ポーズ
3

首こり

外関《がいかん》のツボに
お灸をしながら
腕の外側を伸ばす

まず脚を前後に組んで座り、ツボの位置を確認したら、火をつけたお灸を貼る。腕を前に伸ばして手首を下向きに曲げ、反対側の手で甲を引っ張る。腕の前側を伸ばしながらキープして、反対側も同様に行う。

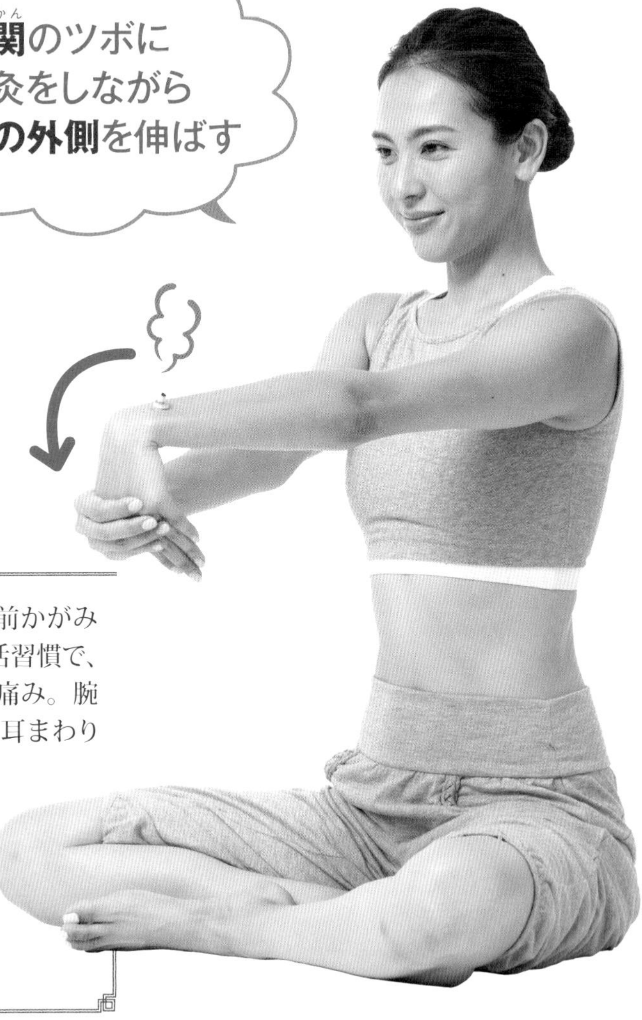

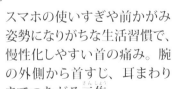

スマホの使いすぎや前かがみ姿勢になりがちな生活習慣で、慢性化しやすい首の痛み。腕の外側から首すじ、耳まわりまでつながる三焦《さんしょう》経《けい》のツボにお灸をすえながらじわじわ温め、酷使しがちな部分をまとめてゆるめましょう。

お灸を貼るツボ

外関《がいかん》

三焦経の絡穴《らくけつ》

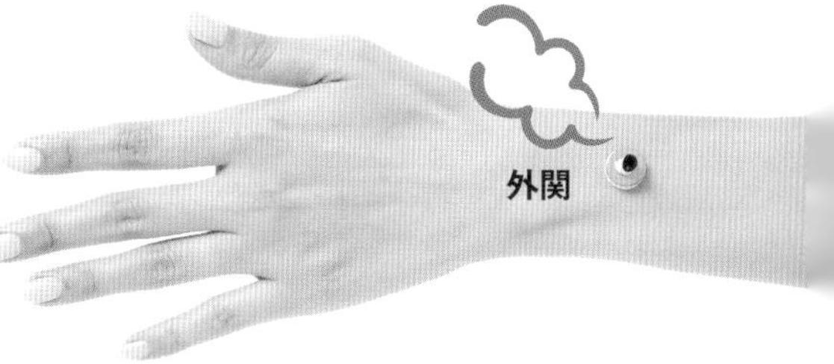

手首を反らしたときにできる横シワから親指の横幅2本分上で、手首の骨の中間にある。内臓治療の要所である心包経の「内関」(P157)と表裏の位置にあることから名付けられた。

※三焦経の経絡図はP91参照。

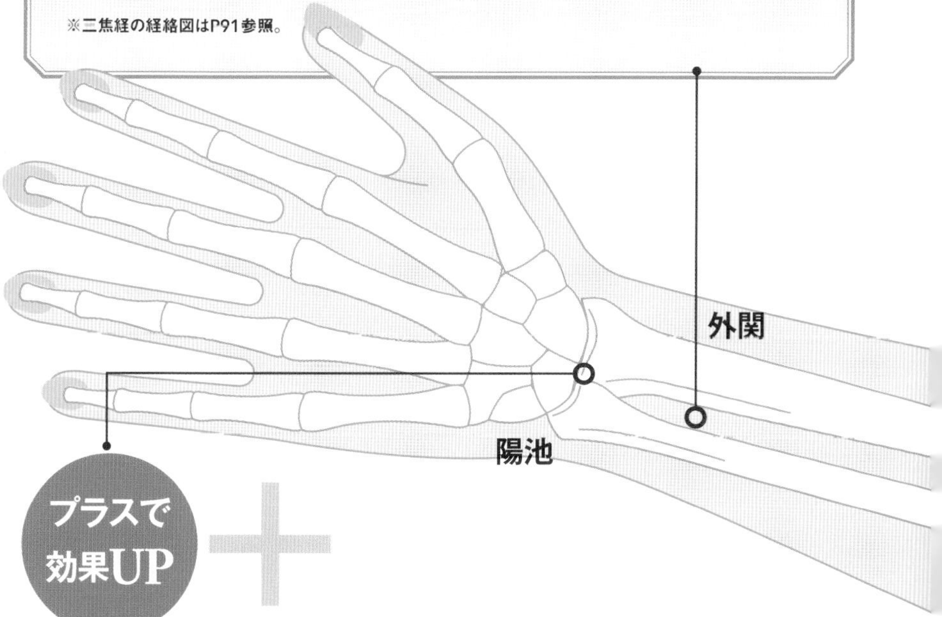

プラスで効果UP

陽池《ようち》

三焦経の原穴《げんけつ》

手首を反らしてできる横シワの中央からやや小指側で、手首の骨頭から斜め上にあるくぼみ。外関のツボとダブルでお灸をすればさらに効果大。

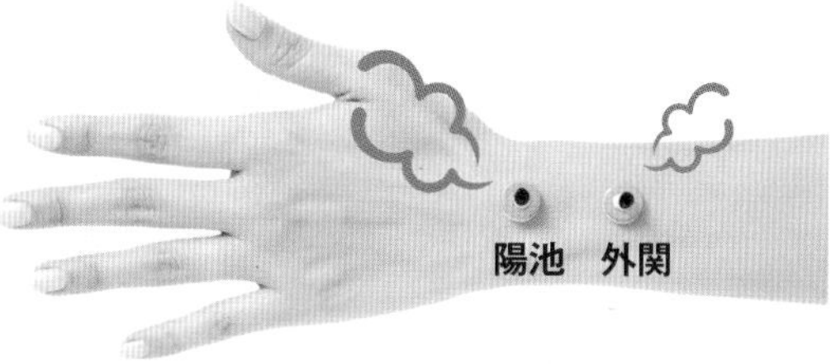

こんな不調に

お灸ヨガポーズ 4 ひざ痛

ここではひざ上と外側の特効ツボを紹介していますが、ひざ痛の場合は基本的に、痛みがある部分のツボを中心にお灸をするのがお薦めです。ひざを引き寄せて脚の前側を伸ばすことで、そけい部につながる「胃経《いけい》」の巡りも同時に改善します。

鶴頂《かくちょう》と**犢鼻《とくび》**のツボに
お灸をしながら
ひざの前を伸ばす

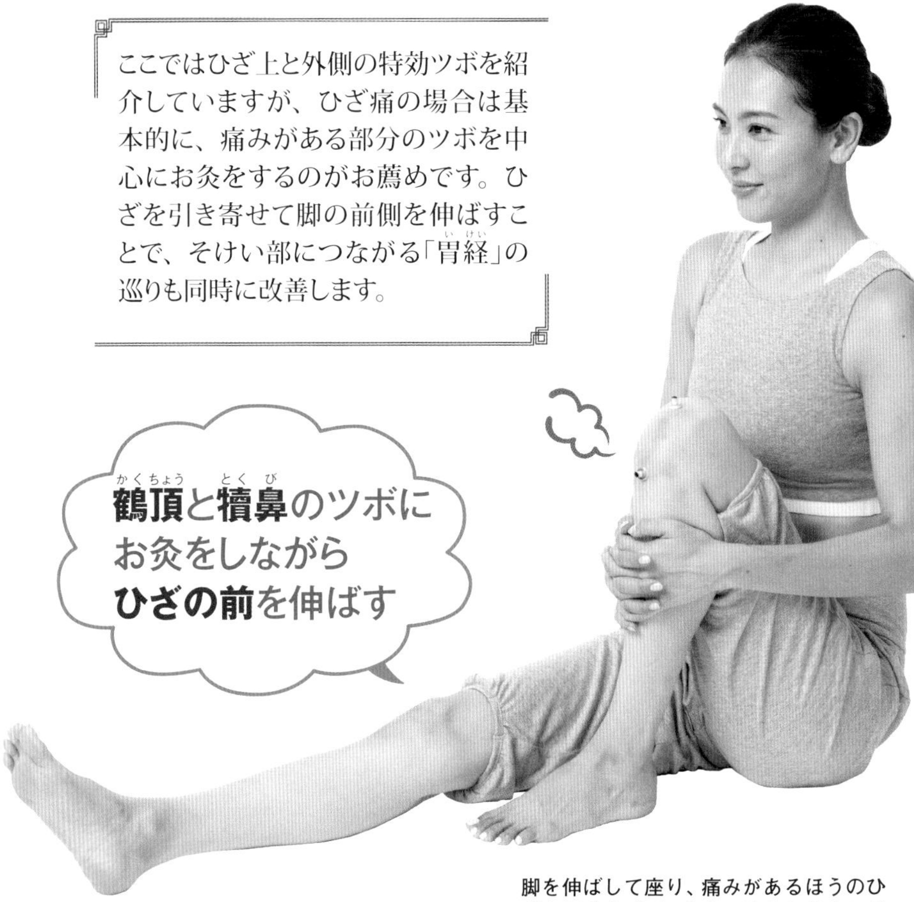

脚を伸ばして座り、痛みがあるほうのひざを軽く曲げて、火をつけたお灸をツボに貼る。両手ですねを抱えて引き寄せながら、脚の前側を伸ばしてキープ。

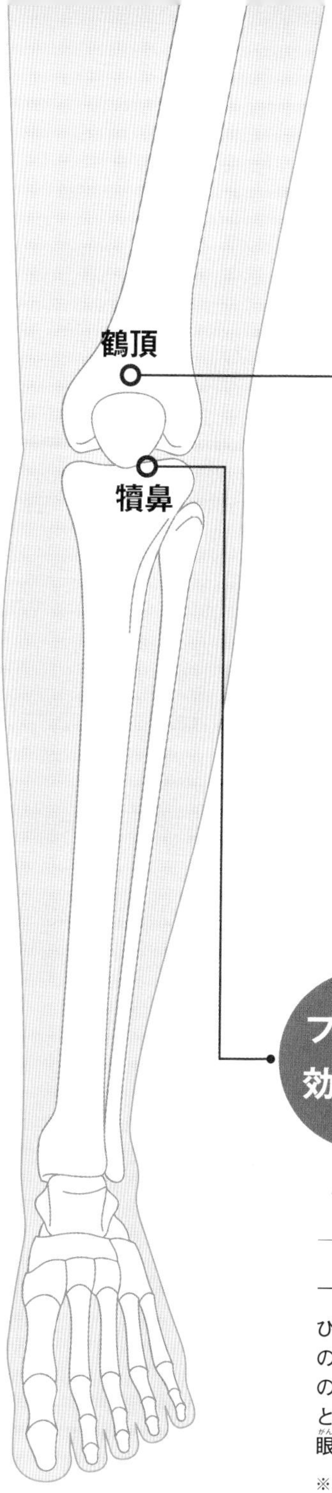

お灸を貼るツボ

鶴頂《かくちょう》

奇穴《きけつ》*

ひざのお皿（膝蓋骨《しつがいこつ》）の上側にあるへりの真ん中でくぼんだところ。筋肉と腱のつなぎ目で、膝蓋骨の動きにもかかわる部分。この名称は、膝蓋骨が鶴の頭頂に似ていることに由来する。

*奇穴とは？

経絡上にはないものの、単独で存在している特効ツボ。東洋医学の長い歴史の中で経験的に治癒効果が認められ、継承されてきた。特定の症状に対する顕著な効果が見られることなどが特徴。

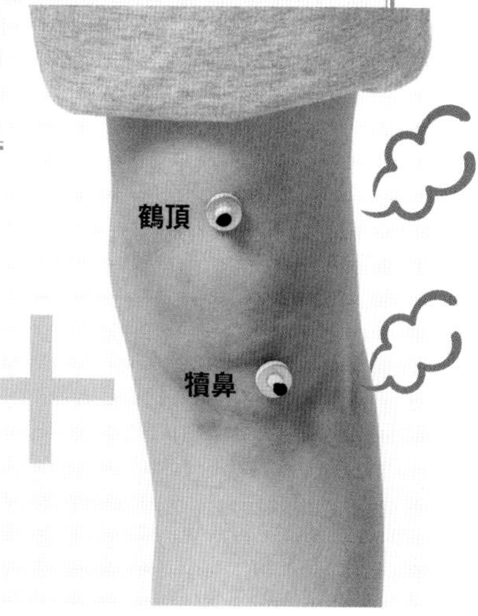

プラスで効果UP

犢鼻《とくび》

胃経のツボ

ひざのお皿の外側すぐ下で、すねの骨の上側との間にあるくぼみ。両脇にあるくぼみが牛の鼻のように見えることから名付けられた。外膝眼《がいしつがん》とも呼ばれ、反対の内側のくぼみにある「内膝《ないしつ》眼《がん》」も奇穴としてひざ痛の治療に用いられる。

※胃経の経絡図はP99参照。

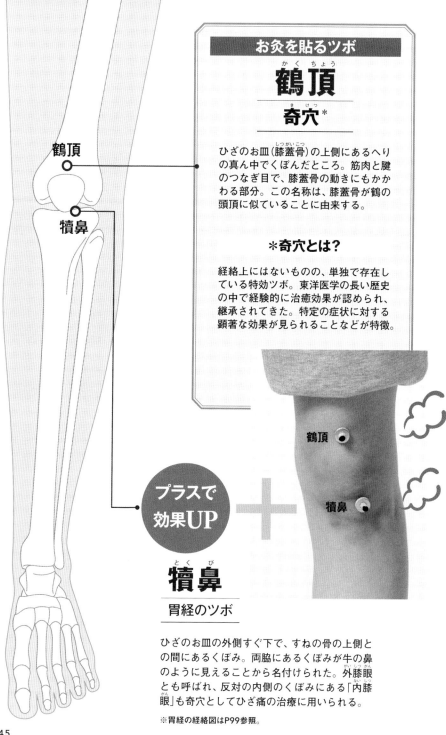

こんな不調に

お灸ヨガポーズ 5

胃の不調

「胃経《いけい》」の流れが滞ると、食欲不振や消化不良、胃痛などが起きがちです。また胃が熱を持つことで過食状態になったり、体内の水（津液《しんえき》）が失われて便秘の原因にも。お灸の熱とともに経絡を伸ばし、バランスを整えましょう。

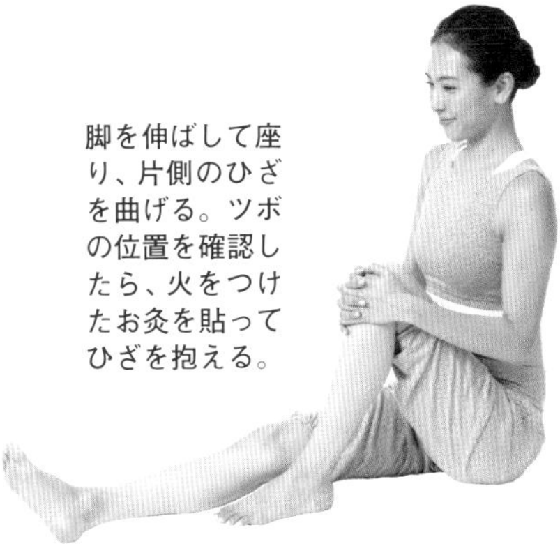

脚を伸ばして座り、片側のひざを曲げる。ツボの位置を確認したら、火をつけたお灸を貼ってひざを抱える。

豊隆《ほうりゅう》のツボに
お灸をしながら
脚の前側を伸ばす

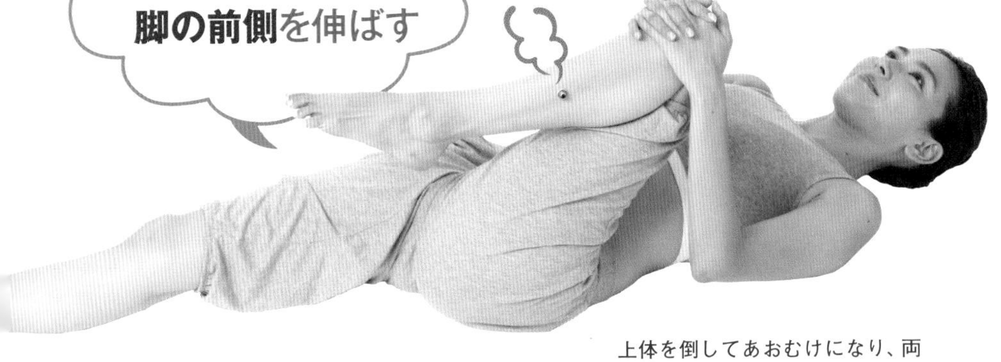

上体を倒してあおむけになり、両手で抱えたひざを引き寄せる。脚の前側を伸ばしてキープし、反対側も同様に行う。

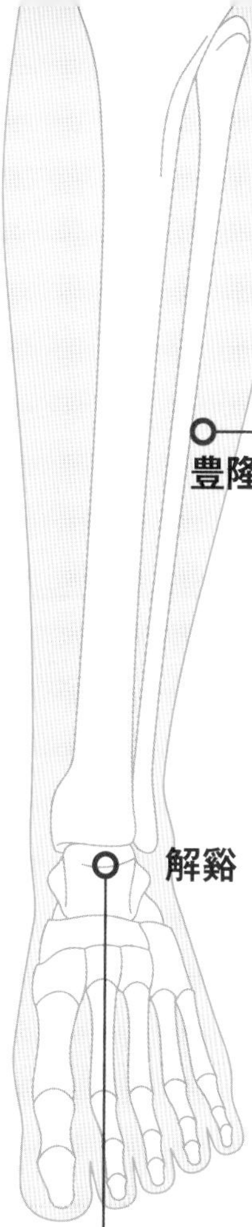

お灸を貼るツボ

豊隆《ほうりゅう》

胃経の絡穴《らくけつ》

ひざの外側・中央の高さから外くるぶしを結んだ線の中間で、すねの骨から親指の横幅２本分外側にある。または、外くるぶしの先端から親指の幅8本分上のところ。外すねの筋肉のへりで、豊満に隆起した部位であることから名付けられた。

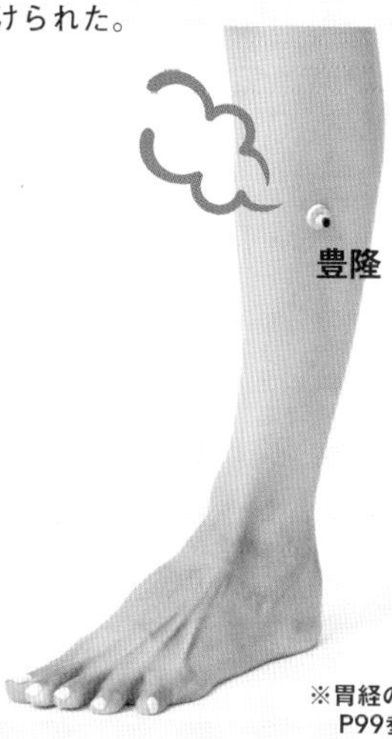

※胃経の経絡図はP99参照。

プラスで効果UP

解谿《かいけい》

胃経のツボ

足首を前に曲げたときにできるシワの中央で、親指と人さし指の延長にある腱の間にできるくぼみ。豊隆のツボに加えてお灸をすれば、さらに効果アップ！

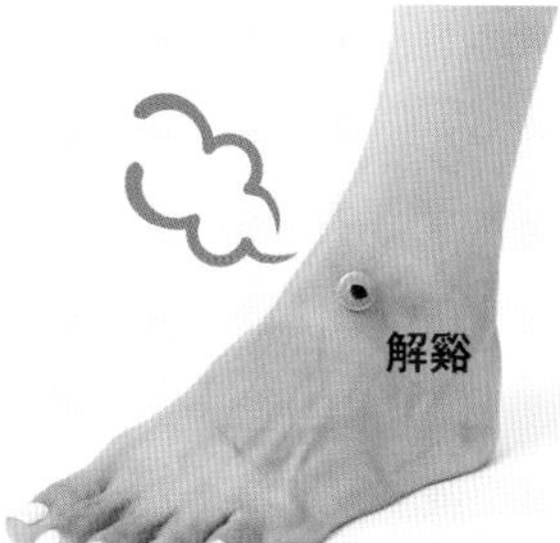

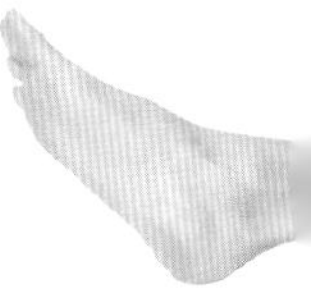

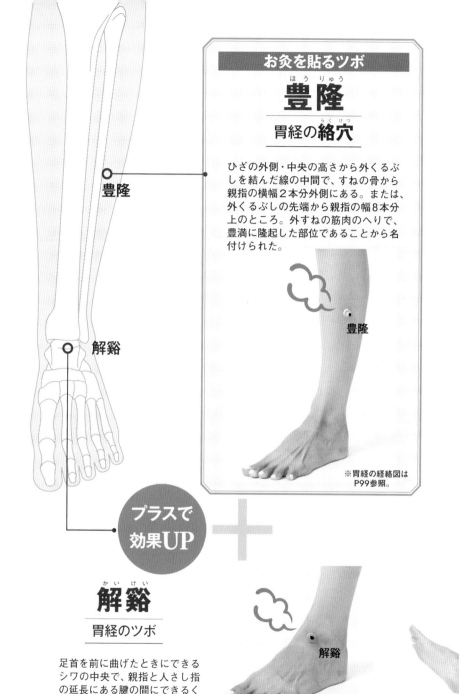

こんな不調に

お灸ヨガポーズ 6

冷え症

気《き》・血《けつ》・水《すい》(津液)のエネルギーを作り出し、全身へ運ぶのが「脾経《ひけい》」の役割。ここが滞ると、だるさや内臓の冷えなどが表れます。ツボの温熱効果で、脚の内側から体の前面を通る経絡を刺激して、巡りを改善しましょう。

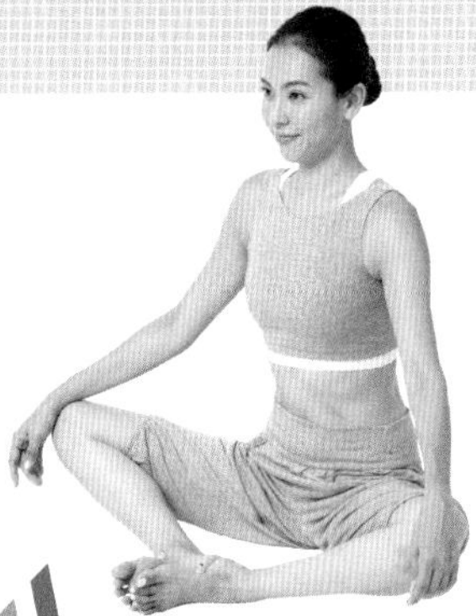

足の裏を合わせて座り、ツボの位置を確認したら火をつけたお灸を貼る。

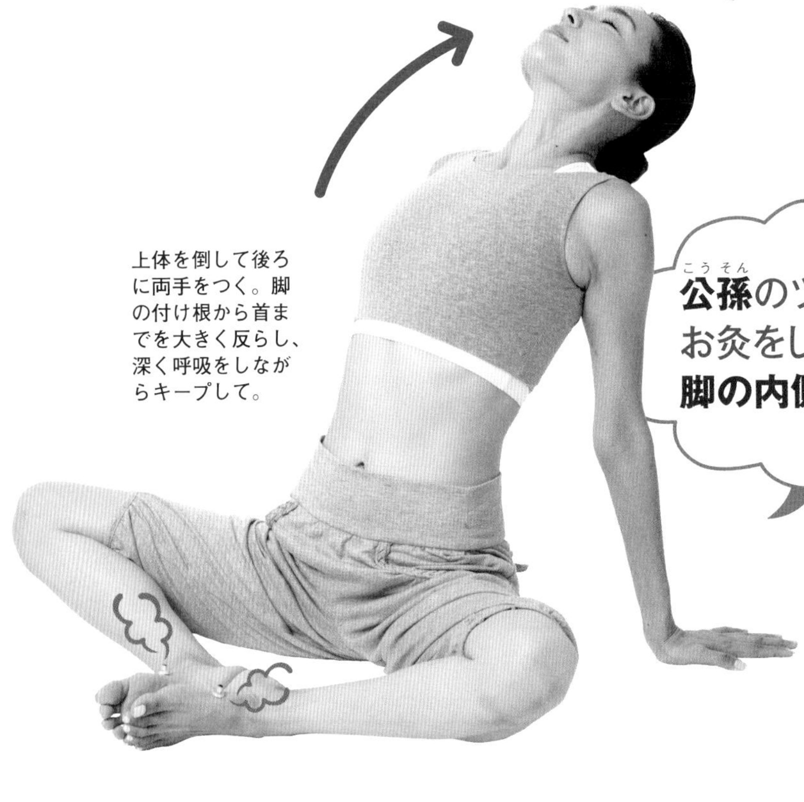

上体を倒して後ろに両手をつく。脚の付け根から首までを大きく反らし、深く呼吸をしながらキープして。

公孫《こうそん》のツボに
お灸をしながら
脚の内側を伸ばす

プラスで効果UP

太白《たいはく》

脾経の原穴《げんけつ》

足の内側の側面で、親指の付け根にある大きな関節の足首側にあるくぼみ。公孫にプラスしてここにお灸をすると、さらに効果がアップ。

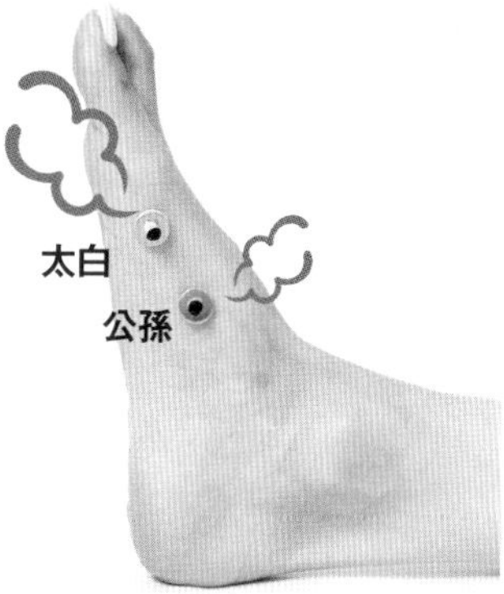

お灸を貼るツボ

公孫《こうそん》

脾経の絡穴《らくけつ》

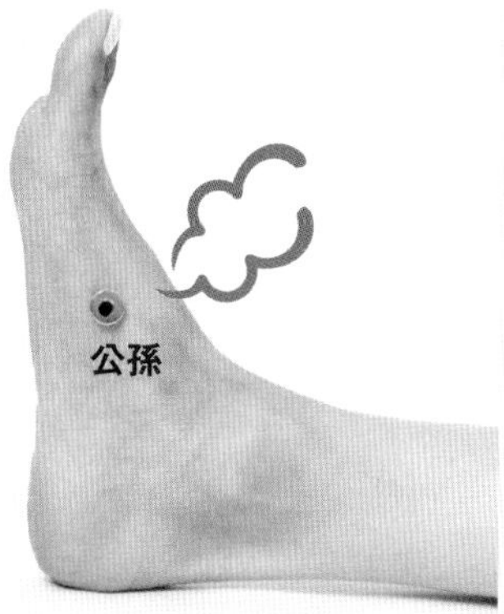

足の裏と甲の境目で、親指の付け根の骨（中足骨）を足首側へなぞると触れるくぼみ。〝諸侯の孫〟という意味で、ここから小さな経絡が枝分かれすることに由来する。

※脾経の経絡図はP99参照。

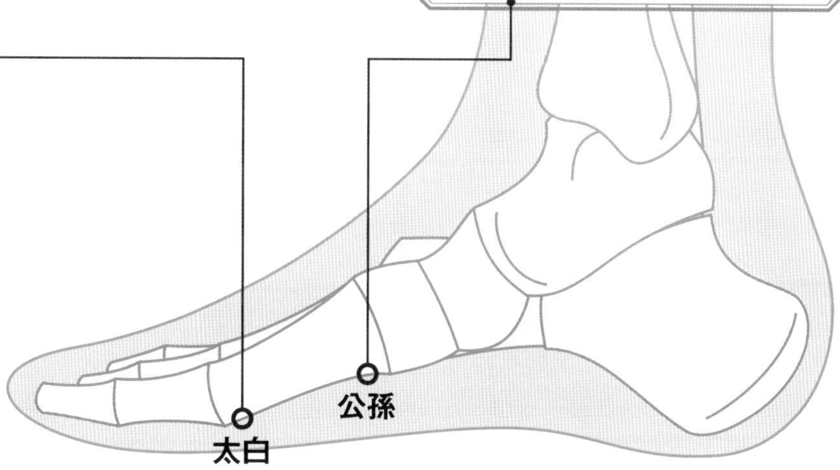

こんな不調に

お灸ヨガポーズ 7

便秘

お灸を貼るツボ

天枢《てんすう》

胃経《いけい》のツボ

へそから親指の横幅2本分外側。胃経にあって大腸の気が多く集まり、上・下腹の境にある要所という意味。

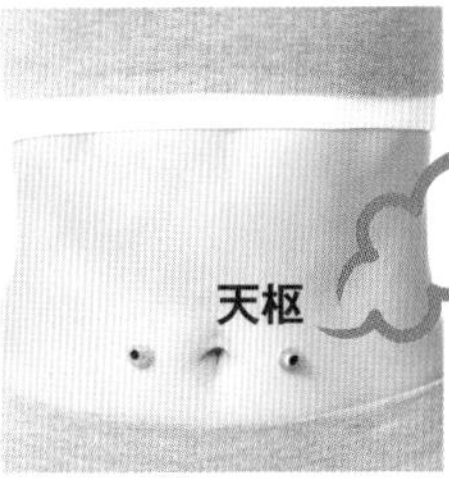

※胃経の経絡図はP99参照。

体の前面を通る経絡を伸ばしながらお灸をすると、お腹がポカポカ温まります。胃経の巡りをスムーズにしつつ、腸の働きも活発にしてあげましょう。

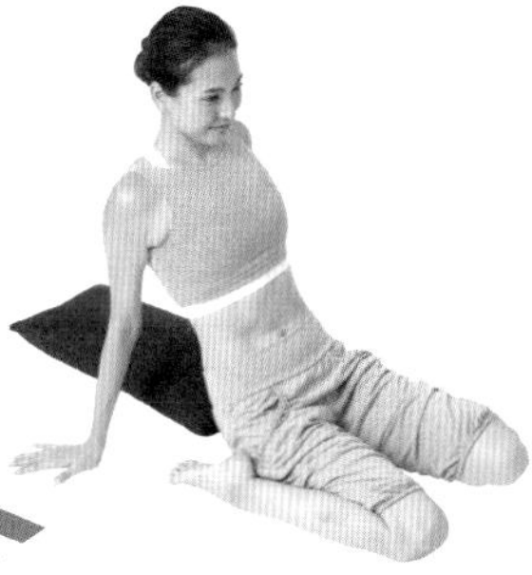

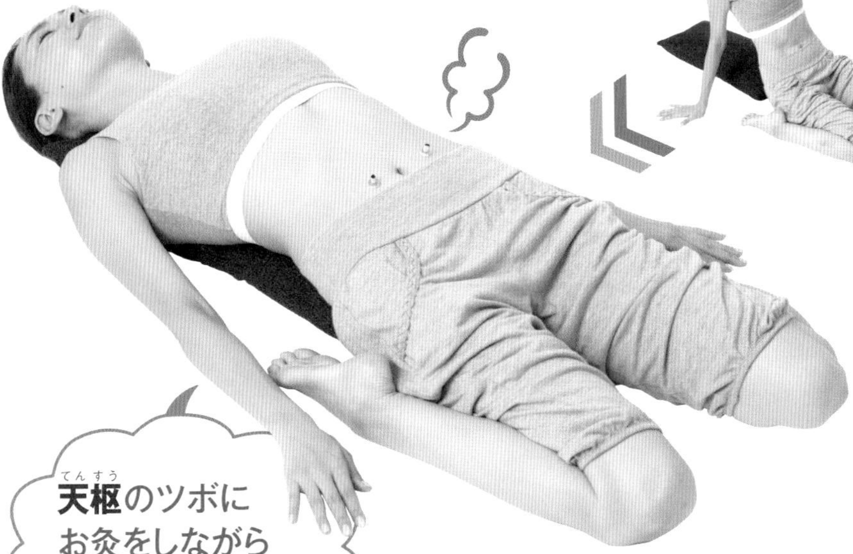

天枢《てんすう》のツボに
お灸をしながら
体の前面を伸ばす

腰から背中に当てるクッションや枕を用意し、すねを開いてお尻をつけて座る（割座）。火をつけたお灸を左右のツボに貼り、あおむけになってポーズをキープ。

こんな不調に

お灸ヨガ
ポーズ
8

生理痛・更年期症状

三陰交《さんいんこう》のツボに
お灸をしながら
脚の内側を伸ばす

足裏を合せて座り、腰の後ろに枕やクッションを置く。左右のツボにお灸を貼ってあおむけになり、両手のひらも上に向けてキープ。

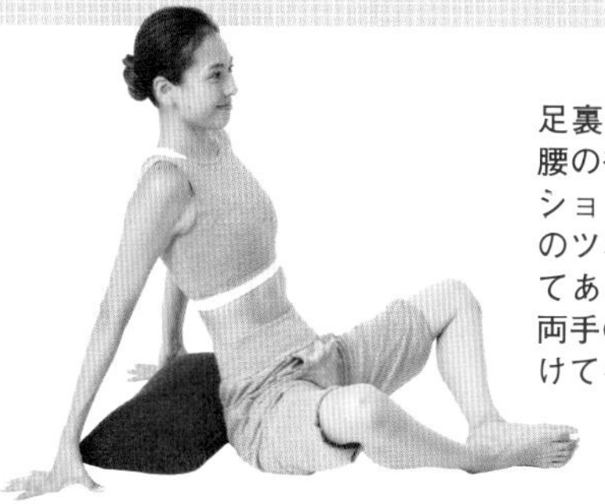

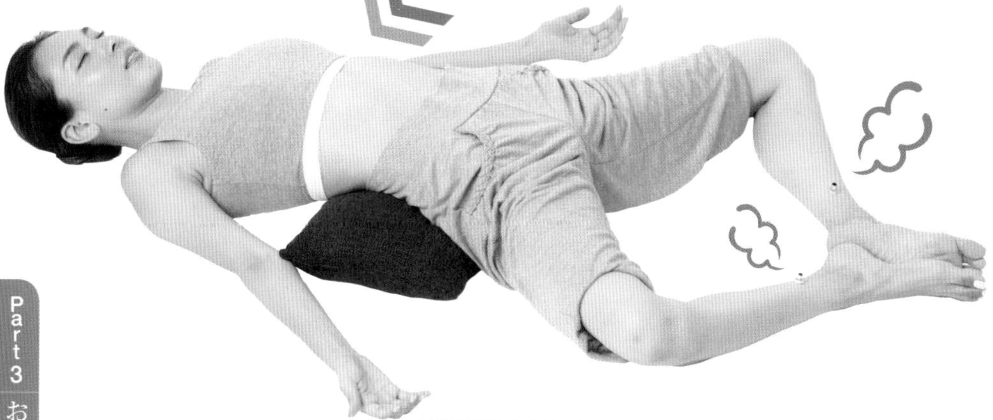

三陰交のツボは女性特有の不調に対する特効ツボとして知られ、「女三里」とも呼ばれるほど。冷えやむくみの改善効果も期待できます。

お灸を貼るツボ

三陰交《さんいんこう》

脾経《ひけい》のツボ

内くるぶしの頂点から親指の横幅3本分上で、すねの骨の後縁にある。3つの陰経が交わることから名付けられた。

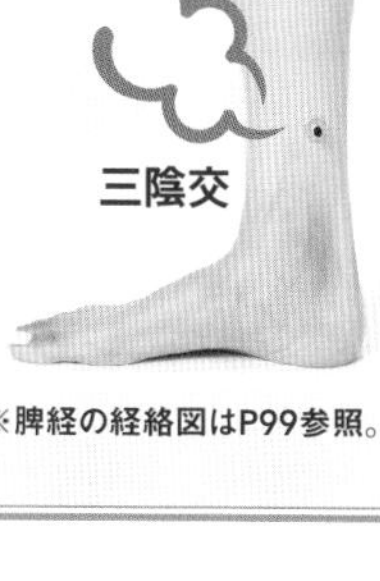

※脾経の経絡図はP99参照。

こんな不調に

お灸ヨガ
ポーズ
9

泌尿器系のトラブル

息を吐きながら、背中を丸くして前屈。脚の内側と、背中につながる経絡を伸ばしながらキープ。

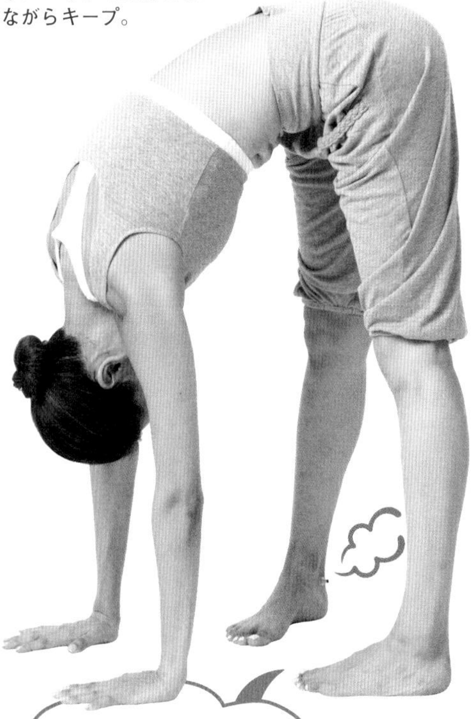

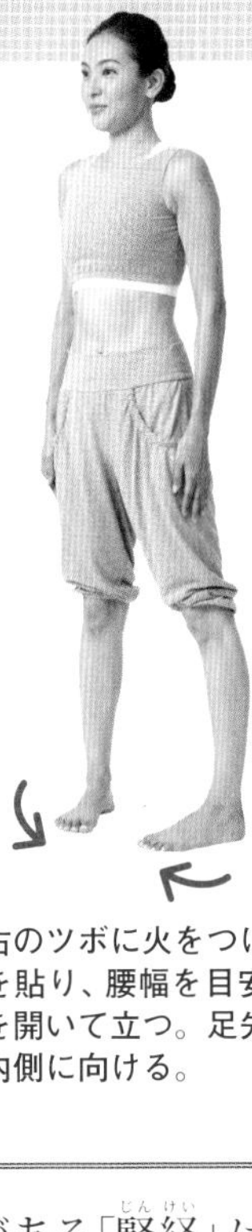

左右のツボに火をつけたお灸を貼り、腰幅を目安に両脚を開いて立つ。足先はやや内側に向ける。

大鐘《だいしょう》のツボに
お灸をしながら
脚の内側を伸ばす

このツボがある「腎経《じんけい》」は、全身の水分代謝をつかさどり、余分な水分を排出したり、排尿をコントロールする働きがあります。さらに「腎」には、体や臓腑を温める作用も。むくみや冷えも同時にケアする相乗効果が期待できます。

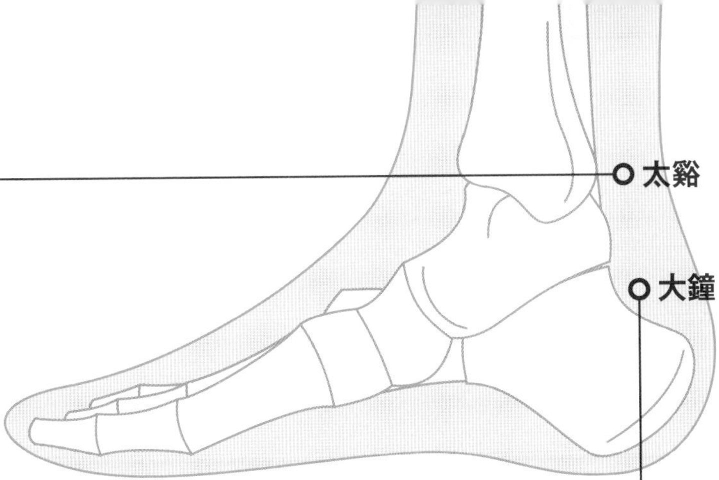

プラスで
効果UP

太谿《たいけい》

腎経の原穴《げんけつ》

足の内側で、くるぶしとアキレス腱の間にあるくぼみ。大鐘のツボと同時にお灸をするとさらに効果アップ！

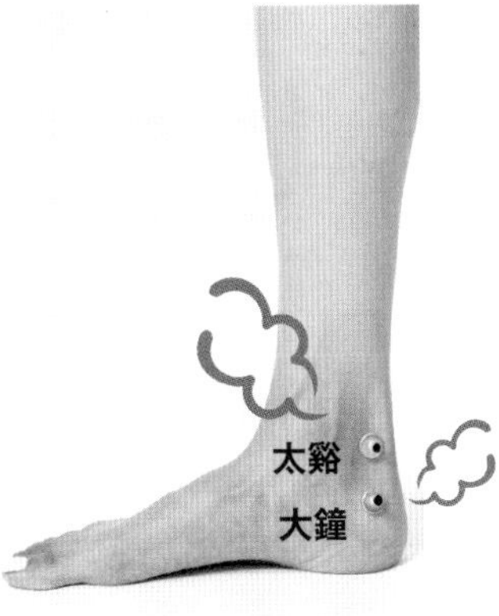

お灸を貼るツボ

大鐘《だいしょう》

腎経の絡穴《らくけつ》

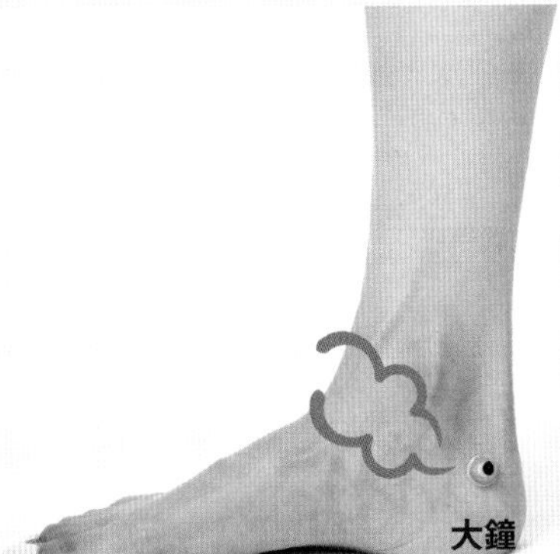

足の内側で、かかとの骨の上のへりに位置し、アキレス腱との間のくぼみにある。「鐘」はかかとのことで、かかとが腎の気を大きく受けて人体を支えていることに由来する。

※腎経の経絡図はP107参照。

こんな不調に

お灸ヨガポーズ 10

目の疲れ

目が乾いてかすんだり、疲れ目が気になるときには、自律神経とともに筋肉や目とも関連の深い「肝経《かんけい》」のツボを使ったお灸ヨガを。血を貯蔵し、全身に巡る量をコントロールする肝の働きを高めることで、周辺で衰えた血流の改善も期待できます。

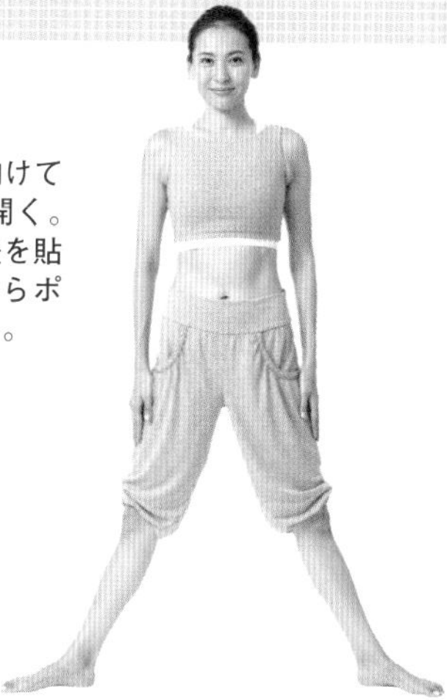

つま先を外に向けて両脚を広めに開く。火がついたお灸を貼り、この姿勢からポーズをスタート。

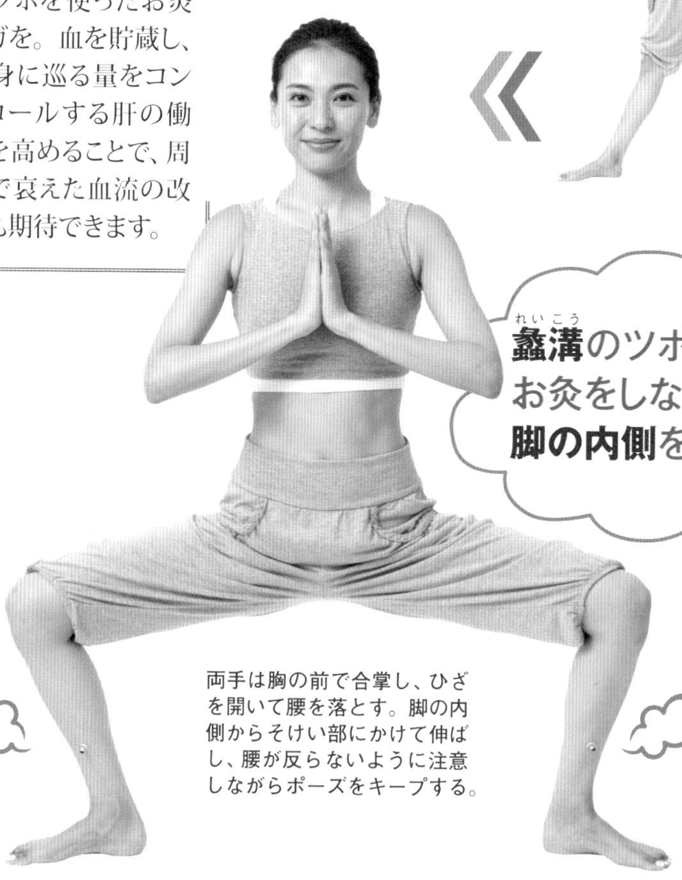

蠡溝《れいこう》のツボにお灸をしながら**脚の内側**を伸ばす

両手は胸の前で合掌し、ひざを開いて腰を落とす。脚の内側からそけい部にかけて伸ばし、腰が反らないように注意しながらポーズをキープする。

お灸を貼るツボ

蠡溝《れいこう》

肝経の絡穴《らくけつ》

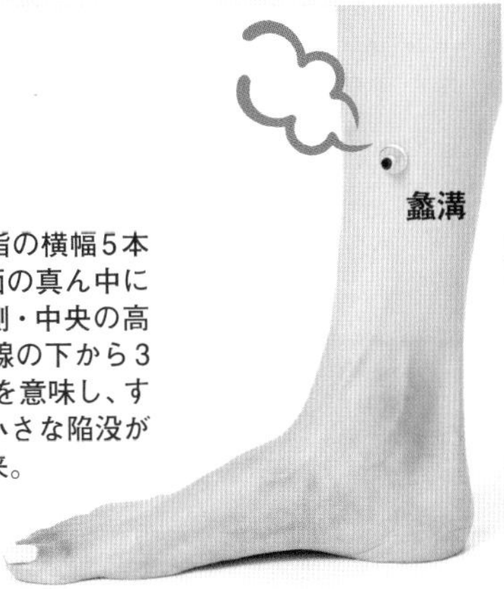

内くるぶしの頂点から親指の横幅5本分上で、すねの骨の内側面の真ん中にある。または、ひざの内側・中央の高さと内くるぶしを結んだ線の下から3分の1のところ。「蠡」は虫を意味し、すねの骨に虫食いのような小さな陥没がある部分であることに由来。

※肝経の経絡図はP123参照。

プラスで効果UP

太衝《たいしょう》

肝経の原穴《げんけつ》

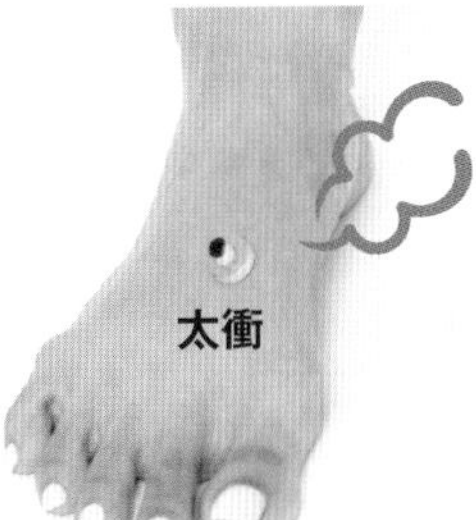

足の甲で、親指と人さし指の付け根の骨が交わる部分のくぼみ。蠡溝のツボと同時にお灸をすると、さらに効果が高まる。

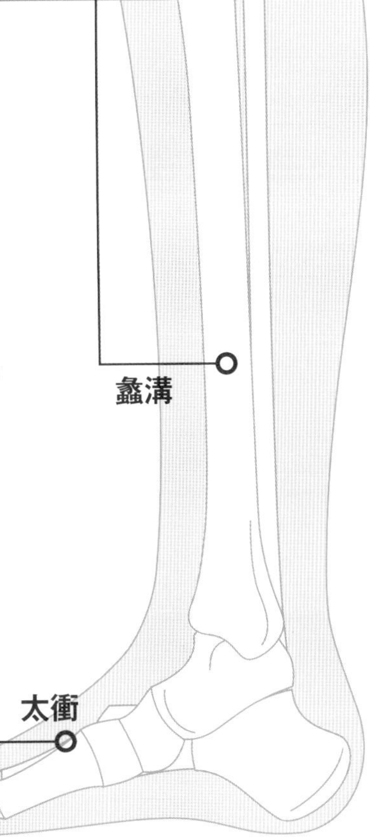

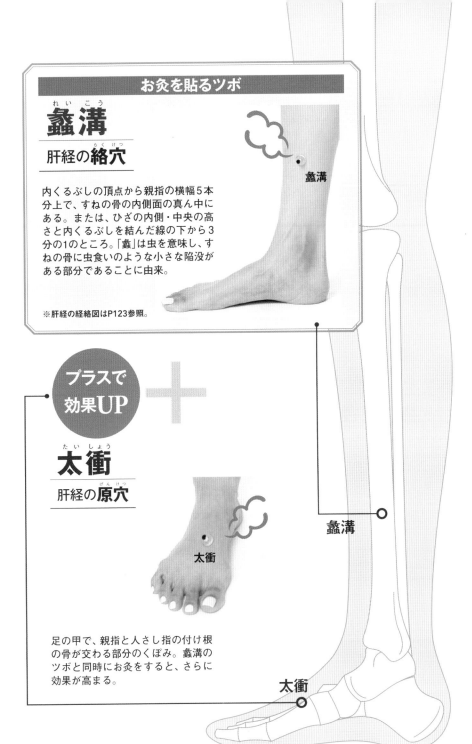

こんな不調に

お灸ヨガ
ポーズ
11

不眠

感情や思考、睡眠などの脳神経系をつかさどる「心経《しんけい》」。血液の巡りも良くするため、寝る前にお灸ヨガをすればリラックスして休めます。

**通里《つうり》のツボに
お灸をしながら
腕の裏側を伸ばす**

火をつけたお灸を片側のツボに貼り、あおむけに。腕の裏側を上に向け、床へ伸ばしてキープする。

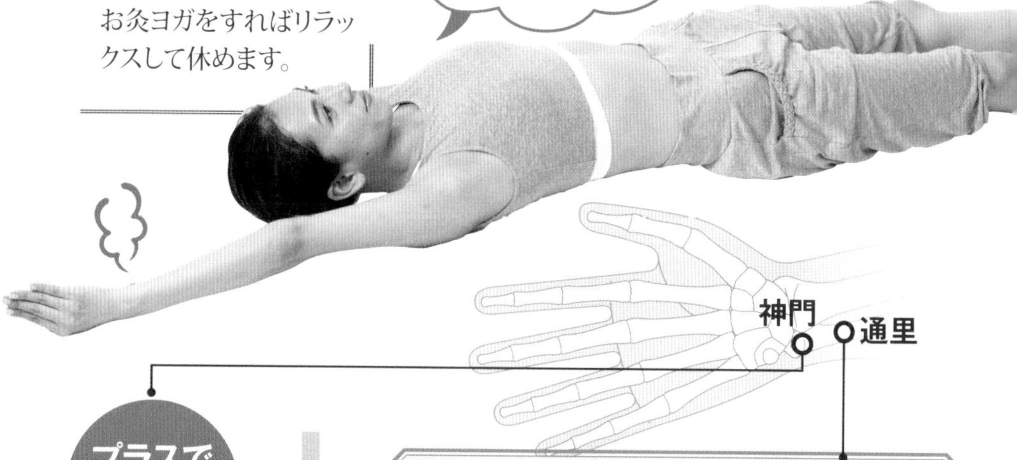

プラスで
効果UP

神門《しんもん》

心経の原穴《げんけつ》

手首のシワの上で、いちばん小指側にある腱の外側の際。経絡でも特に臓腑の気が集まるとされる「兪穴《ゆけつ》」でもある。

お灸を貼るツボ

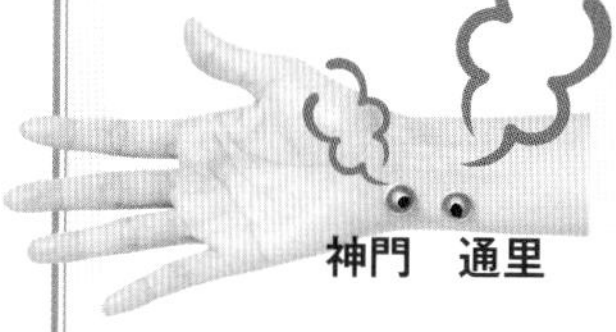

※心経の経絡図はP75参照。

通里《つうり》

心経の絡穴《らくけつ》

手首内側の小指側にある腱《けん》の外側の際で、手首の横シワから親指幅1本分上。気が通り、集まるという意味。

こんな不調に

お灸ヨガ ポーズ 12

ストレス

内関《ないかん》のツボに
お灸をしながら
腕の内側を伸ばす

胸から始まり、腕の内側へつながる「心包経《しんぽうけい》」は精神面の影響が強く表れる経絡。メンタルの不調を感じたら、お灸ヨガで巡りを改善して。

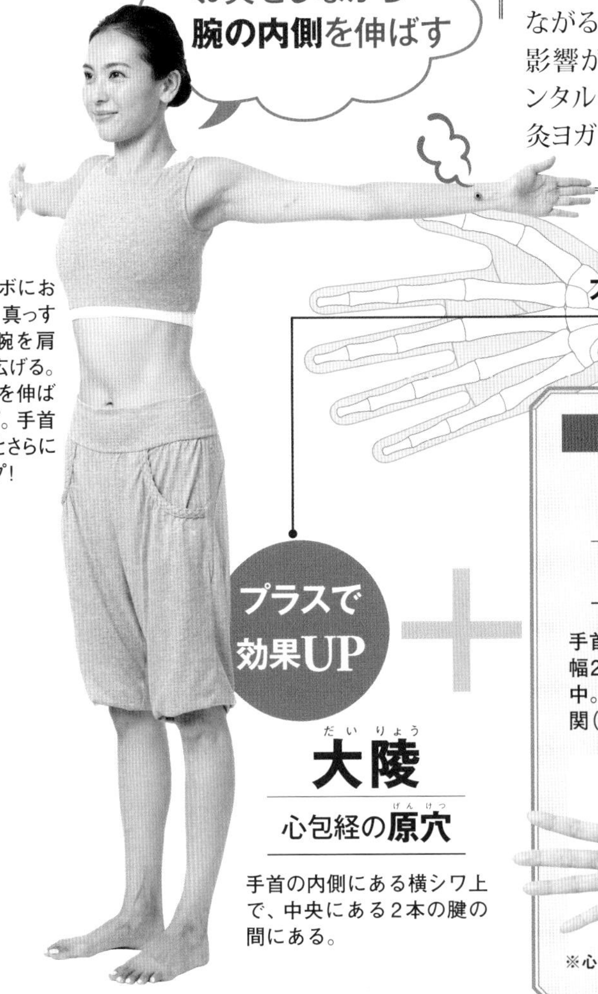

左右のツボにお灸を貼り、真っすぐ立って腕を肩の高さに広げる。腕の内側を伸ばしてキープ。手首を反らすとさらに効果アップ！

お灸を貼るツボ

内関《ないかん》

心包経の**絡穴**《らくけつ》

手首内側の横シワから親指の幅2本分上で、2本の腱の真ん中。「関」は要所を意味し、外関（P142）と表裏にある。

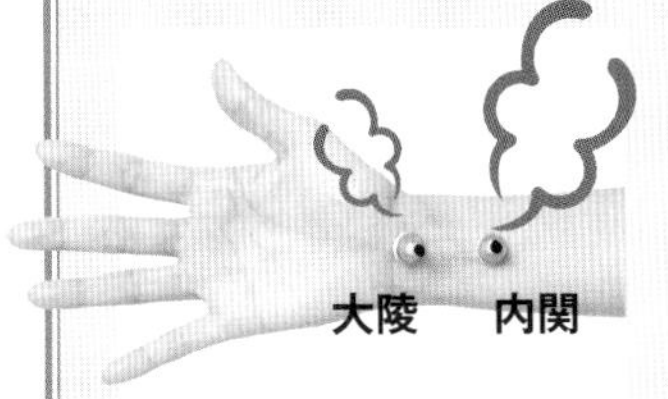

※心包経の経絡図はP83参照。

プラスで効果UP

大陵《だいりょう》

心包経の**原穴**《げんけつ》

手首の内側にある横シワ上で、中央にある2本の腱の間にある。

こんな不調に

お灸ヨガポーズ 13

肌荒れ

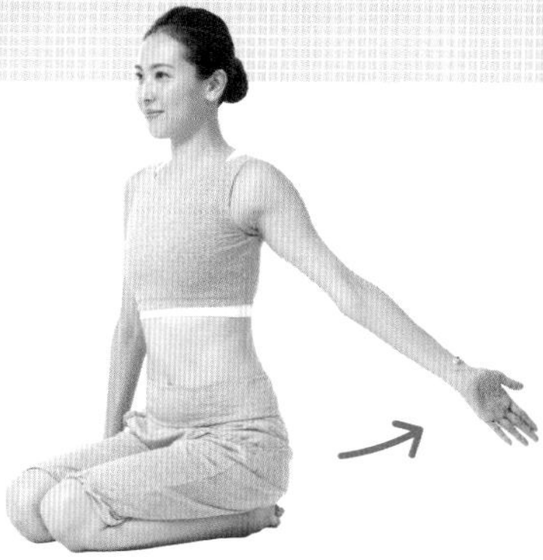

正座からスタート。片側の手首のツボに火がついたお灸を貼り、腕を開いて内側を伸ばす。

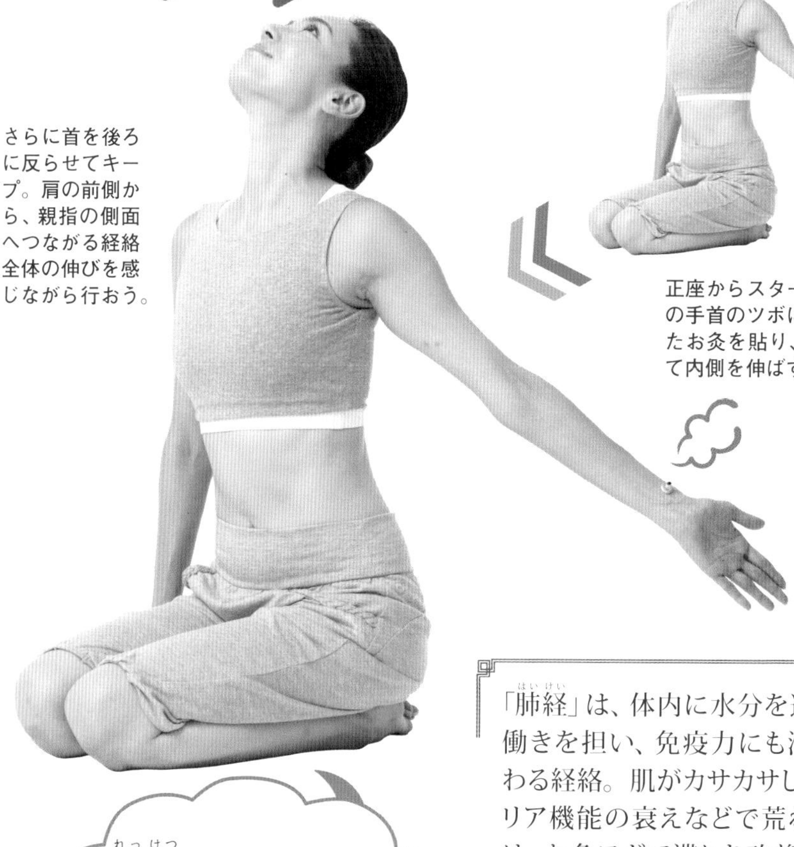

さらに首を後ろに反らせてキープ。肩の前側から、親指の側面へつながる経絡全体の伸びを感じながら行おう。

列缺《れっけつ》のツボに
お灸をしながら
腕の外側を伸ばす

「肺経《はいけい》」は、体内に水分を巡らせる働きを担い、免疫力にも深くかかわる経絡。肌がカサカサしたり、バリア機能の衰えなどで荒れたときは、お灸ヨガで滞りを改善しましょう。乾燥した肌に、潤いを与える水分（津液《しんえき》）が行き渡ります。

お灸を貼るツボ

列缺《れっけつ》

肺経の絡穴《らくけつ》

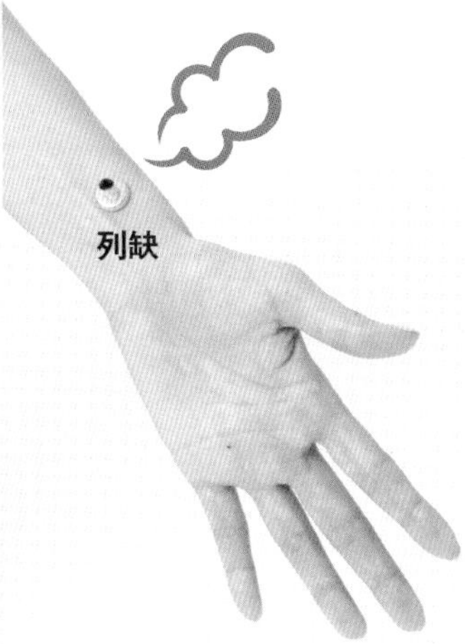

親指を外に開くと手首の側面に現れる腱の内側で、手首の横シワから親指の横幅1.5本分。触れると溝のようなくぼみができるところにある。手首の骨の裂け目に位置することから名付けられた。

※肺経の経絡図はP67参照。

プラスで効果UP

太淵《たいえん》

肺経の原穴《げんけつ》

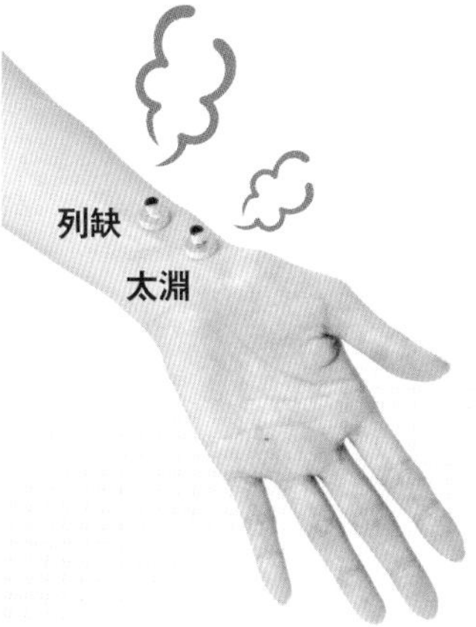

手首内側の横シワ上で、親指側の骨と、腕の骨の間のくぼみにある。列缺のツボと同時にお灸をすると、さらに効果がアップ！

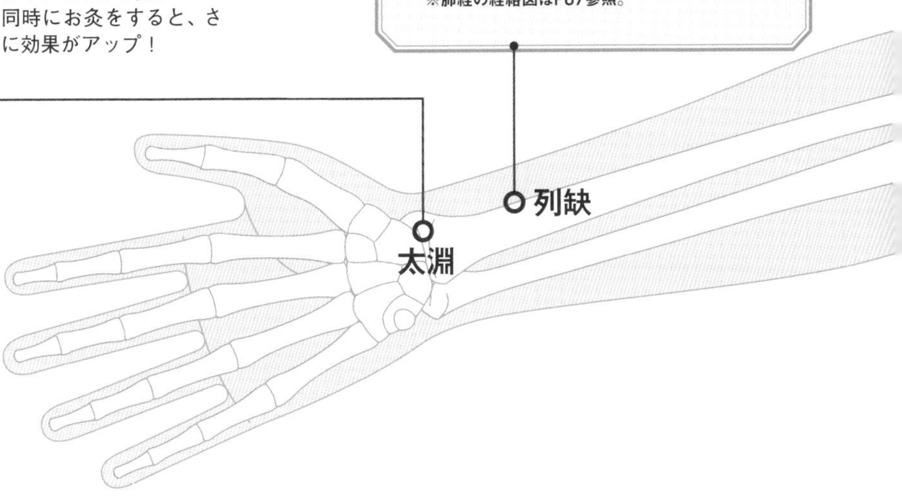

高村マサ
（たかむら・まさ）

ヨガの解剖学.com代表
ルーラル鍼灸整骨院・ルーラルヨガスタジオ 院長

鍼灸・あん摩・マッサージ指圧師、柔道整復師（接骨師）。整形外科・整骨院・デイケアなどで予防医学について学んだ後、断食療養施設「やすらぎの里高原館」の所長を務める。2008年に千葉県印旛郡酒々井町にルーラル鍼灸整骨院を開院。インド政府公認ヨガ療法士、IYCアシュタンガヨガティーチャートレーニング修了など複数のヨガの指導者資格を有し、東洋医学にヨガ、食事療法などを融合した治療を実践。同年に「ヨガの解剖学.com」を設立。自身の施術経験を活かし、経絡YOGA・骨盤ヨガ・筋膜リリースヨガ・整体ヨガを考案。全国で指導者養成講座を行う。

https://yogakaibougaku.com/

構成・編集	オカモトノブコ、日経ヘルス編集部
装丁	小口翔平＋奈良岡菜摘（tobufune）
本文デザイン・制作	梶 真絵、横野保、森下千晶、山田瑞江（エステム）
イラスト	三弓素青、内山弘隆
撮影	鈴木 宏
モデル	ソギョン
スタイリング	椎野糸子
ヘア＆メイク	木下 優（ロッセット）

すぐにカラダの変化を実感！ 伸ばす・流れる・蘇る

からだ巡りヨガ大全

2020年10月19日　初版第1刷発行

著者	高村マサ
発行者	南浦淳之
発行	日経BP
発売	日経BPマーケティング 〒105-8308　東京都港区虎ノ門4-3-12
印刷・製本	図書印刷

ISBN 978-4-296-10773-5